内科医・
東洋医学の
ドクターが
教える

うつぬけ
生活習慣

工藤孝文

青春出版社

はじめに

気分が落ち込む、肩こりがひどい、お腹の調子が悪い、眠れない……コロナ禍で、うつっぽい症状を訴える患者さんが急激に増えています。

うつ症状を解消するためには、〝考え方を変える〟〝抗うつ薬を服用する〟といった、脳へのアプローチが一般的です。でも、私の外来では、食事、睡眠、入浴、運動、リラクゼーションといった、生活習慣にアプローチすることで良くなる方が、約9割に上ります。「朝ごはんは必ず食べてください」「お風呂に入る時間を工夫してみましょう」など、私のちょっとしたアドバイスを実践していただくだけで、うつが良くなった人が何人もいるのです。そして、いつからか私は、患者さんから「うつ消し先生」と呼ばれるようになりました。

本書では、私の外来で実際に患者さんに伝授してきた、うつ症状を改善する生活習慣のヒントを、具体的に紹介していきます。誰でも簡単にできることばかりなので、自分に合ったものから、できる範囲ではじめてみてください。しばらく続けていけば、きっとあなたのうつも解消されていくはずです。

うつぬけ生活習慣 ―もくじ―

1章 うつぬけ「食べ物」の習慣

2章 うつぬけ「睡眠」の習慣

3章 うつぬけ「癒し」の習慣

4章 うつぬけ「暮らし」の習慣

5章 うつぬけ「食べ方」の習慣

1章

うつぬけ「食べ物」の習慣

バナナを食べると、なんだかホッとしませんか？
子どもの頃から食べているからでしょうか。
実はバナナには、〝幸せホルモン〟に必要な栄養が
たくさん詰まっています。
正真正銘、バナナはココロがホッとする食べ物なんです。

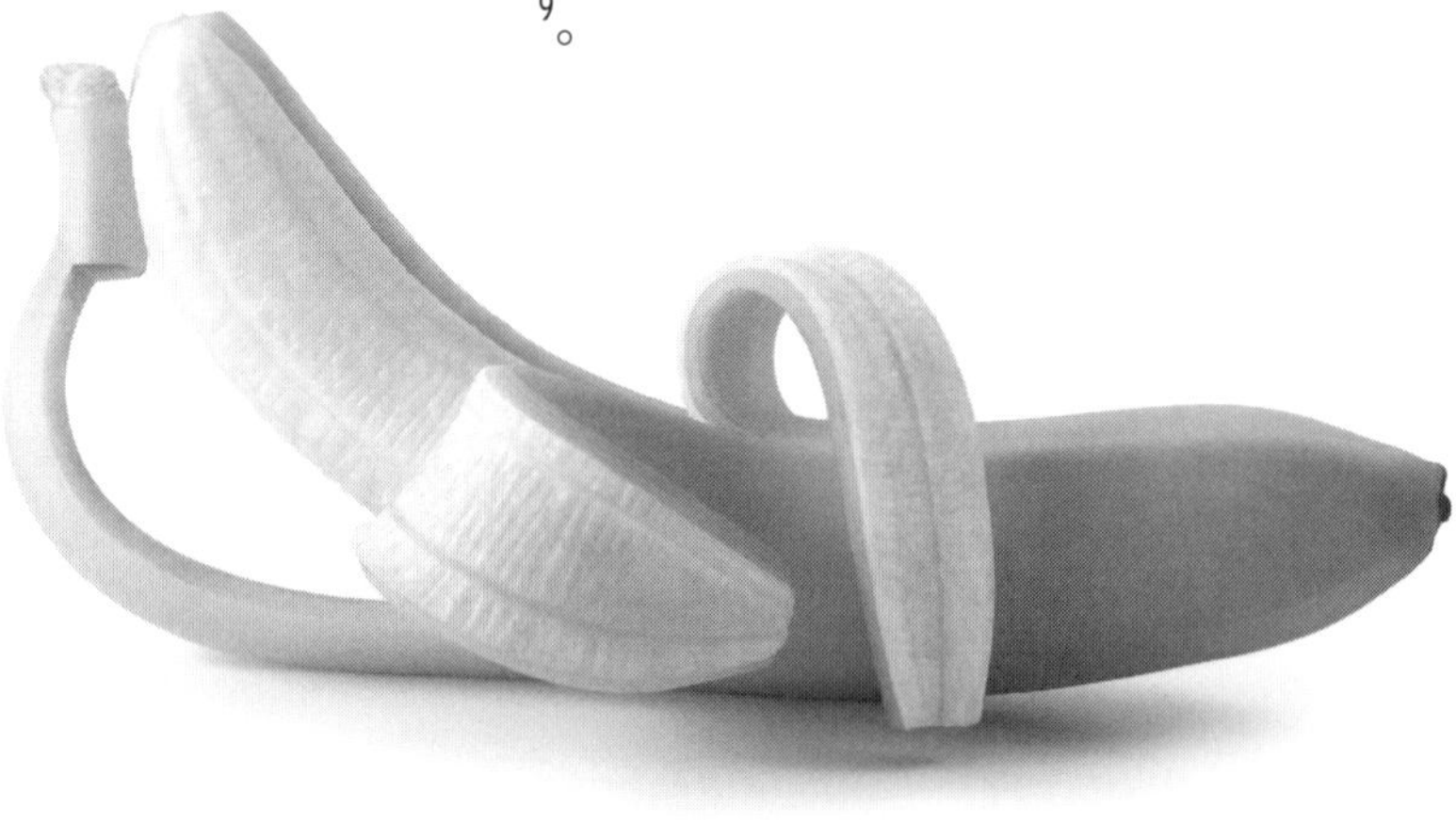

バナナには、セロトニンの原料となるトリプトファンやビタミンB6などが豊富です

しっとり柔らかくて甘みがあり、食べるとどこかホッとするバナナ。どうも最近、ココロが落ち着かないなと感じたら、毎朝バナナを食べてみてください。実はバナナには、〝幸せホルモン〟であるセロトニンの生成に必要な栄養素がたくさん詰まっています。

私たちが体内でセロトニンを作るためにもっとも大事な原料は、必須アミノ酸のひとつであるトリプトファンです。必須アミノ酸とは、私たちが体内で合成できないため、日々の食事からとる必要があるアミノ酸のこと。バナナには、この大事なトリプトファンをはじめ、同じくセロトニンの原料となるビタミンB6と炭水化物がしっかり入っているのです。

また、バナナに含まれている炭水化物＝糖質は、数時間で血液中のトリプトファンの濃度を高め、結果的に脳内でセロトニンの働きを良くし、ココロをホッとさせてくれることもわかっています。

簡単に食べられるので、ココロの負担にならないのも、ポイントですね。

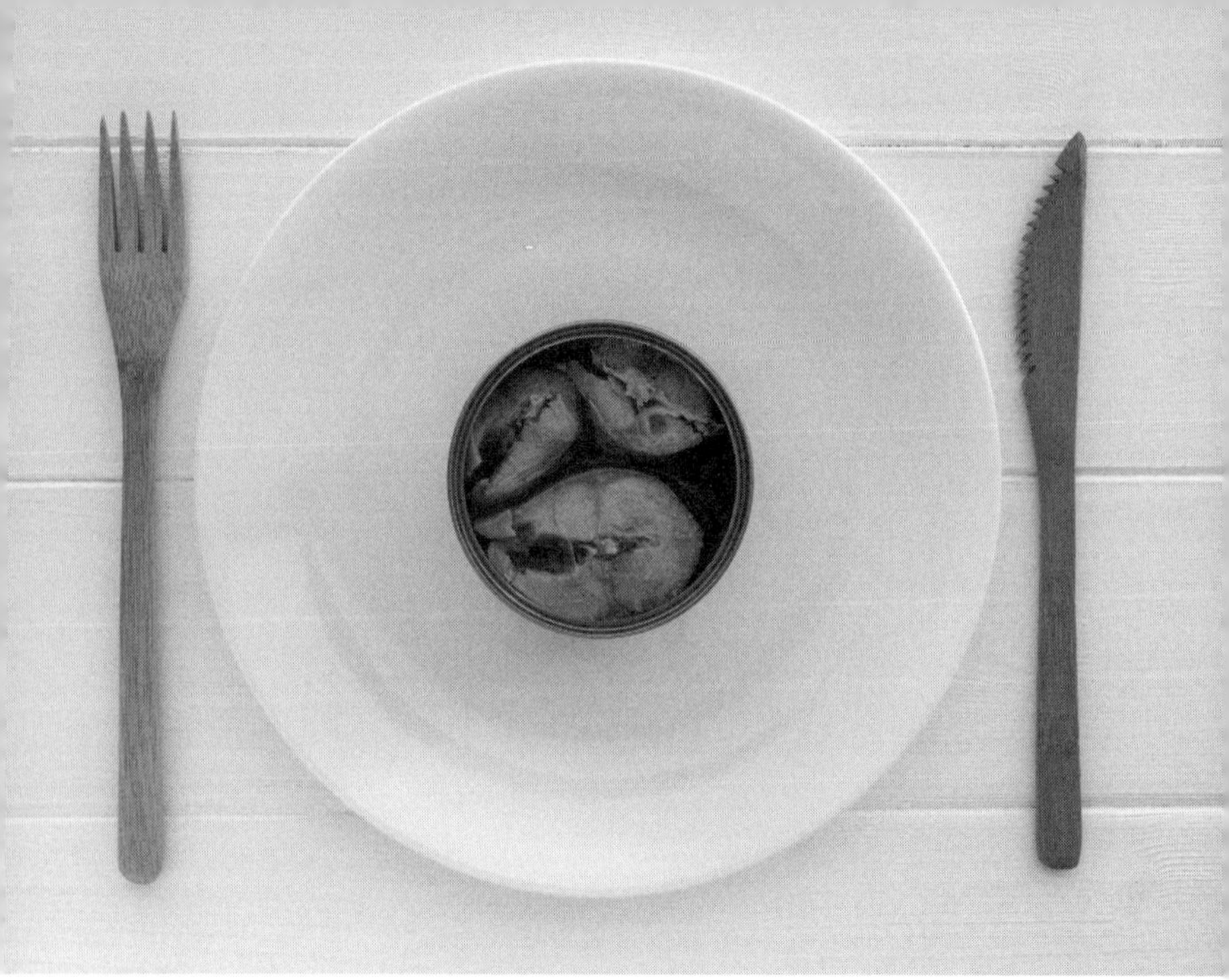

「サバ缶」や「イワシ缶」はお助け食材。
いえ、料理の手間がはぶけるから、
ということではありません。
弱ったココロを助けてくれるのです。

オメガ3系脂肪酸たっぷりの「サバ缶」「イワシ缶」でうつを予防しましょう

忙しいとき、疲れているときは、魚を料理するのはなかなか大変。無理にがんばると、ココロのバランスを崩しかねません。その点、缶詰ならそのままでも食べられ、アレンジもきくので便利。ぜひ、気軽にサバ缶やイワシ缶を、毎日の食卓で活用しましょう。

でも、私がこれらの缶詰をおすすめするのは、調理がラクだからだけではありません。最大の理由は、うつを予防する効果が期待でき、体に良い油としても知られている、オメガ3系脂肪酸を豊富に含んだ食品だから。

オメガ3系脂肪酸にはいくつか種類がありますが、サバ缶やイワシ缶に豊富なのは、血液サラサラ効果でも有名な、エイコサペンタエン酸（ＥＰＡ）とドコサヘキサエン酸（ＤＨＡ）です。

さらに、このふたつの缶詰には、鉄分、亜鉛、カルシウム、ビタミンB群など、ココロの栄養になる成分がいろいろと入っています。そのままはもちろん、サラダにパスタに、どんどん活用してみてください。

ココロが元気な人の冷蔵庫には、
必ずキムチと納豆が入っています。
……というのは言いすぎですが、
あながち冗談でもないのです。

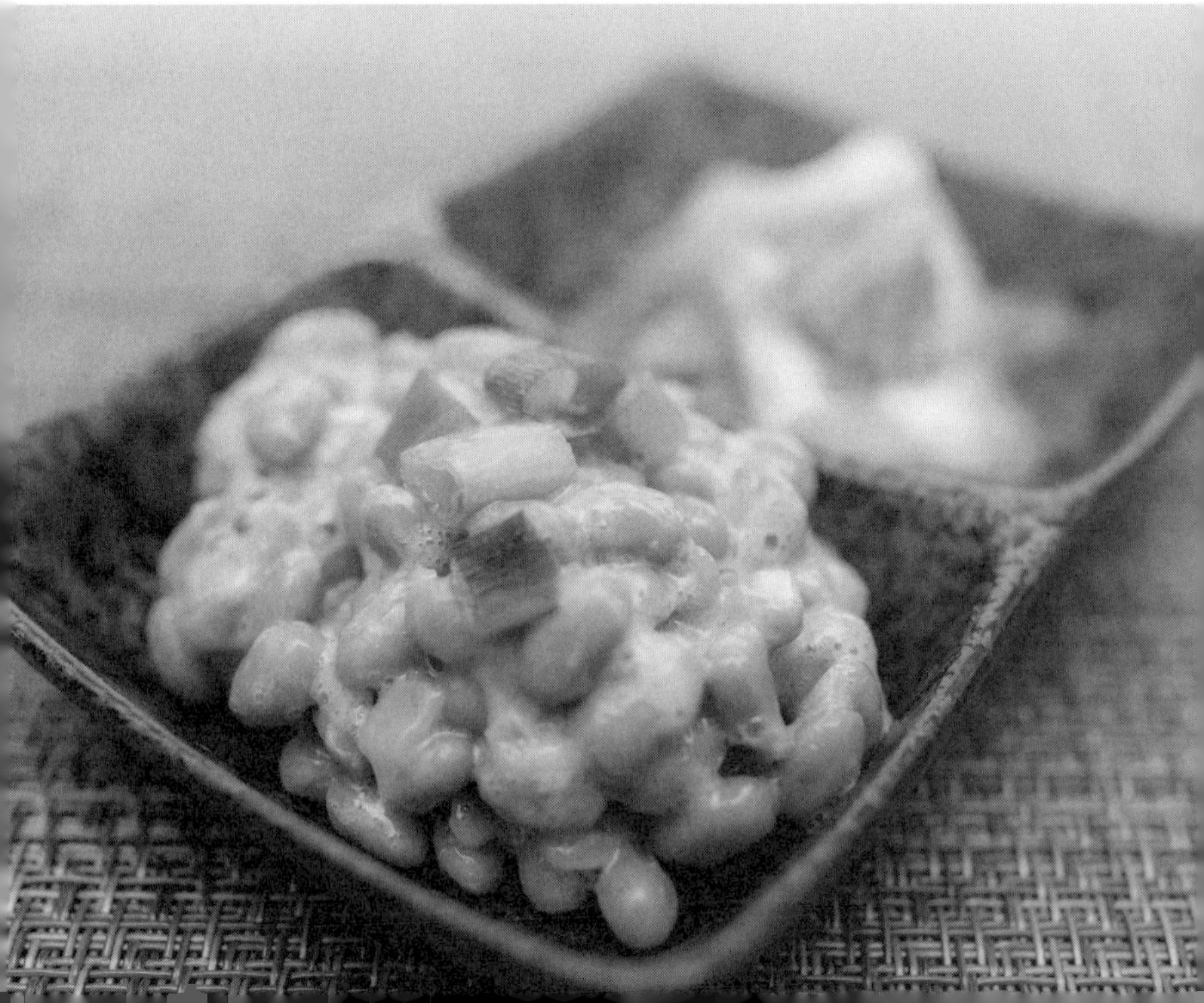

キムチと納豆に含まれる善玉菌とGABAで、腸から自律神経を整えます

体に良いイメージが強いキムチと納豆。実はこのふたつ、ココロにもとても良い食品です。冷蔵庫に常備し、いつでも食べられるようにしておきましょう。

注目すべきは、キムチも納豆も発酵食品で、お腹に良い菌をたくさん含んでいること。たとえば、キムチに含まれる善玉菌の乳酸菌は、腸内環境を整えるのに役立ちます。また、キムチの乳酸菌は納豆菌をエサに増えるので、キムチと納豆を一緒に食べると、乳酸菌の効果はさらに上がります。善玉菌の効果で腸内環境が良くなれば、便通が整ってきます。これだけで、ココロも元気になってくる人は少なくありません。

また、キムチには、副交感神経を優位にする脳内伝達物質GABA（ギャバ）も豊富に含まれています。忙しい現代はストレスも多く、交感神経が働きっぱなしになって、ココロが疲れてしまったり、体調を崩してしまったりする人が増えています。体内に積極的にギャバをとりいれることで自律神経を整え、ココロの元気を保っていきましょう。

ストレスに押しつぶされそうなときは、
ミニトマトをパクッ。
小さな丸い赤い実は、
リラックス成分、ＧＡＢＡのかたまりです。

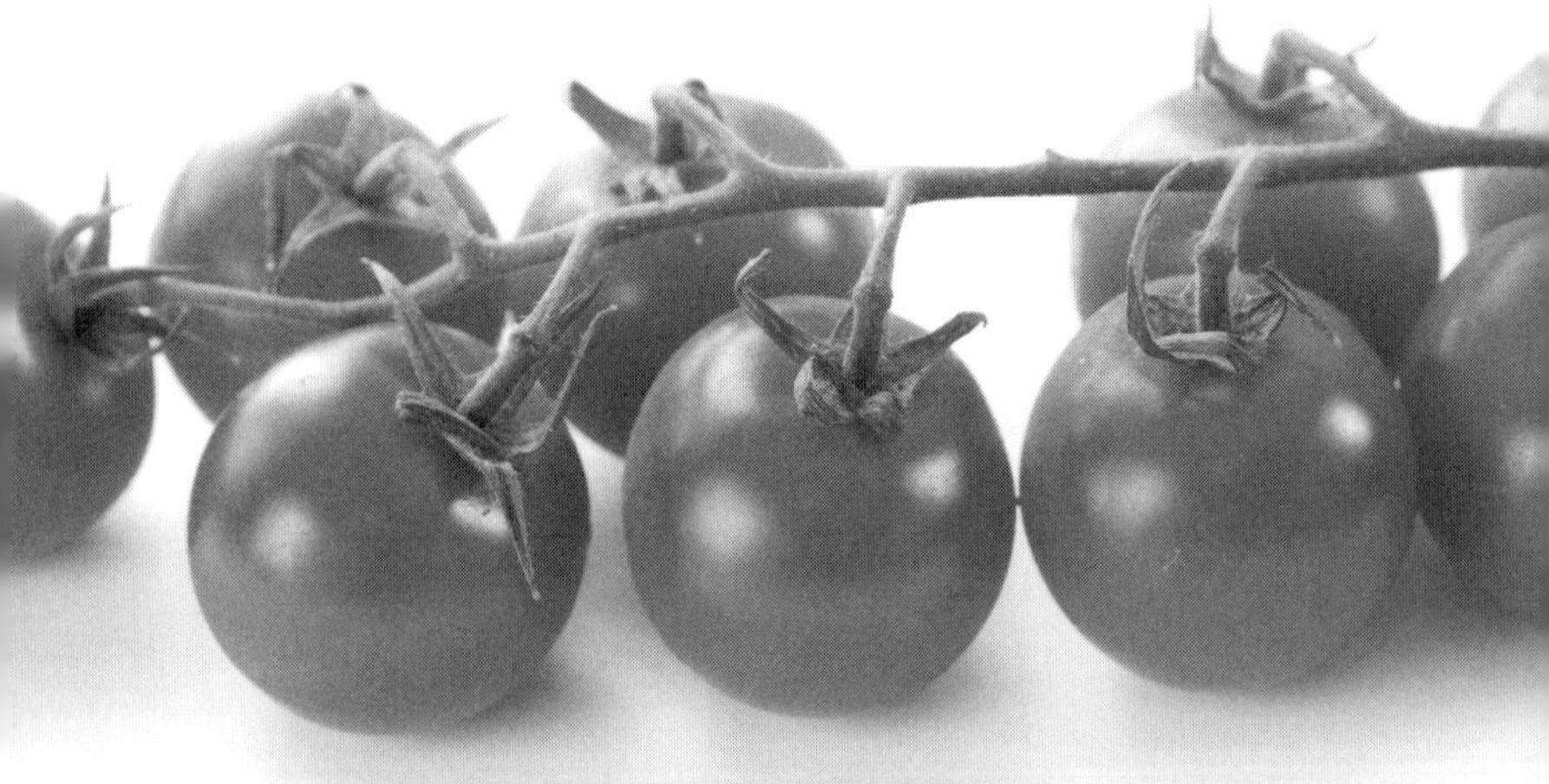

自律神経を整えるＧＡＢＡが豊富なミニトマト。糖質も少ないので、おやつ代わりに食べましょう

現代社会はただでさえストレスが多いのに、最近はコロナの影響でさらに強いストレスを感じている人が増えています。そんな人におすすめの、手軽に食べられて、栄養的にも素晴らしい食材が、ミニトマトです。

ミニトマトには、体内でビタミンＡに変わるβ-カロテンや、ビタミンＣが含まれていますが、ＧＡＢＡ（ギャバ）も豊富。ギャバは、自律神経を整え、血圧を下げ、ココロをリラックスさせてくれます。

ギャバといえば、チョコレートを思い浮かべる方も多いでしょう。でも、普通のチョコレートには糖質が多く含まれているので、あまり頻繁に、たくさん食べるわけにもいきません。

その点、ミニトマトならまったく問題なし！　糖質は少ないですし、洗うだけですぐにパクッと食べられるので、小腹がすいたときや、口寂しいとき、甘いものの代わりに食べるようにするとよいでしょう。結果的に甘いものを食べる量が減ることで、ダイエット効果も期待できます。

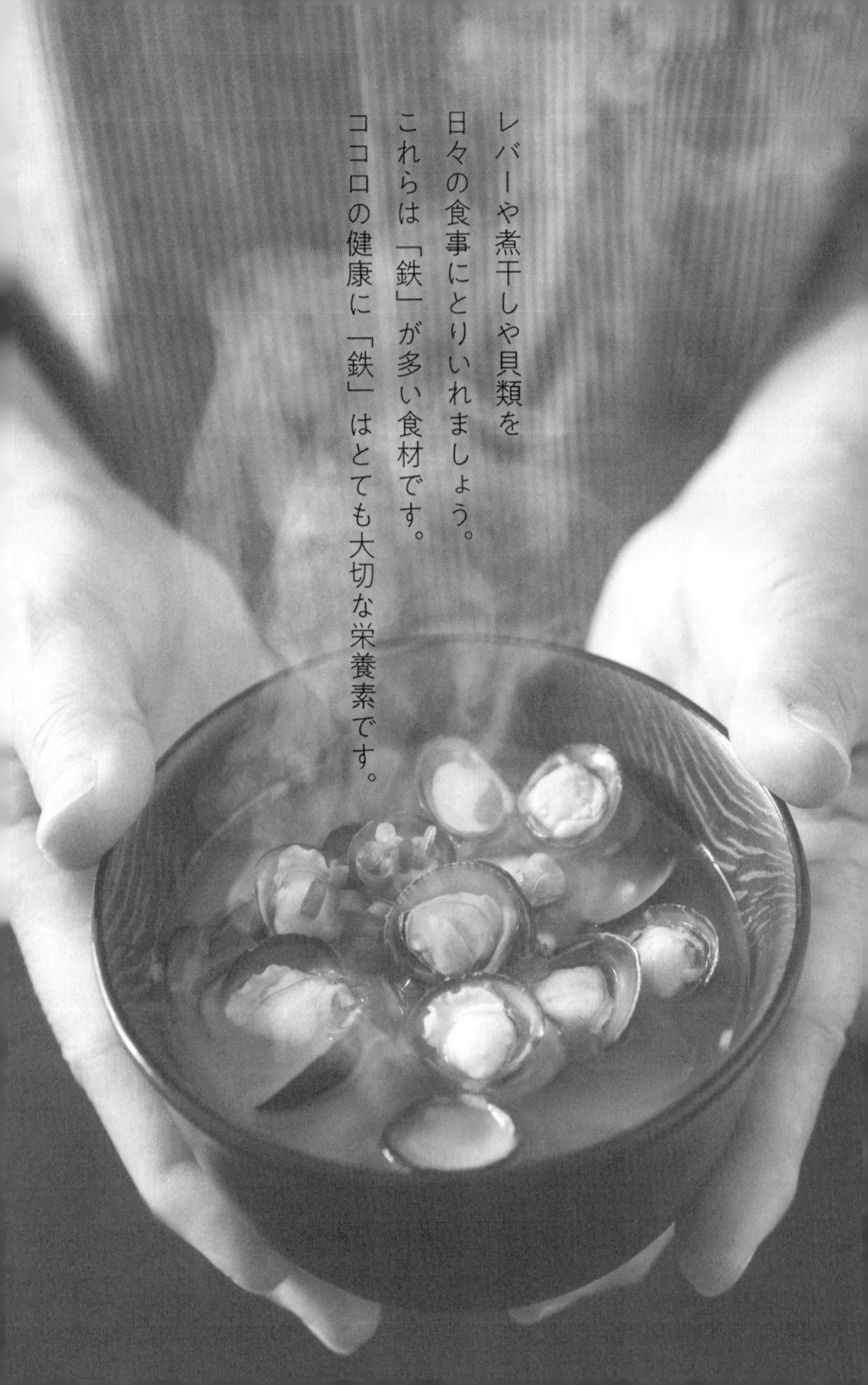

レバーや煮干しや貝類を
日々の食事にとりいれましょう。
これらは「鉄」が多い食材です。
ココロの健康に「鉄」はとても大切な栄養素です。

鉄には血液の中で、酸素を運ぶ大切な役割が。うつの患者さんに、鉄不足の人がとても多いのです

貧血というと、顔色が悪かったり、くらくらしたり、体力がなくなったりすることはよく知られていますが、実は、ココロにも影響を及ぼします。

鉄は、血液の赤血球の中で、酸素を運ぶ大切な役割を果たしています。不足すると全身がだるくなったり運動能力が落ちたりするだけでなく、イライラしたり頭がぼーっとするなどの症状も出てきます。ですから、貧血になってしまうと、ココロが元気な人でも、朝が辛い日や、体が思うように動かない日々が続くうちに、ココロにも影響が及んでしまうのです。

また、近年の研究で、うつやパニック障害などの患者さんには、鉄不足の人がとても多いこともわかっています。

鉄は吸収しづらい成分なので、十分にとるのはなかなか大変です。豚レバー、鶏レバー、煮干し、しじみ、あさりなどは鉄が豊富な食材なので、まずは、これらの食品を多めにとるように心がけていきましょう。食事のメニューを考えるとき、ちょっと意識するだけでも、摂取量は変わってくるはずです。

ついつい甘いものに手が伸びる…
もしかすると、糖質依存に陥っているのかも。
「だし汁」で
ココロの健康を取り戻しましょう。

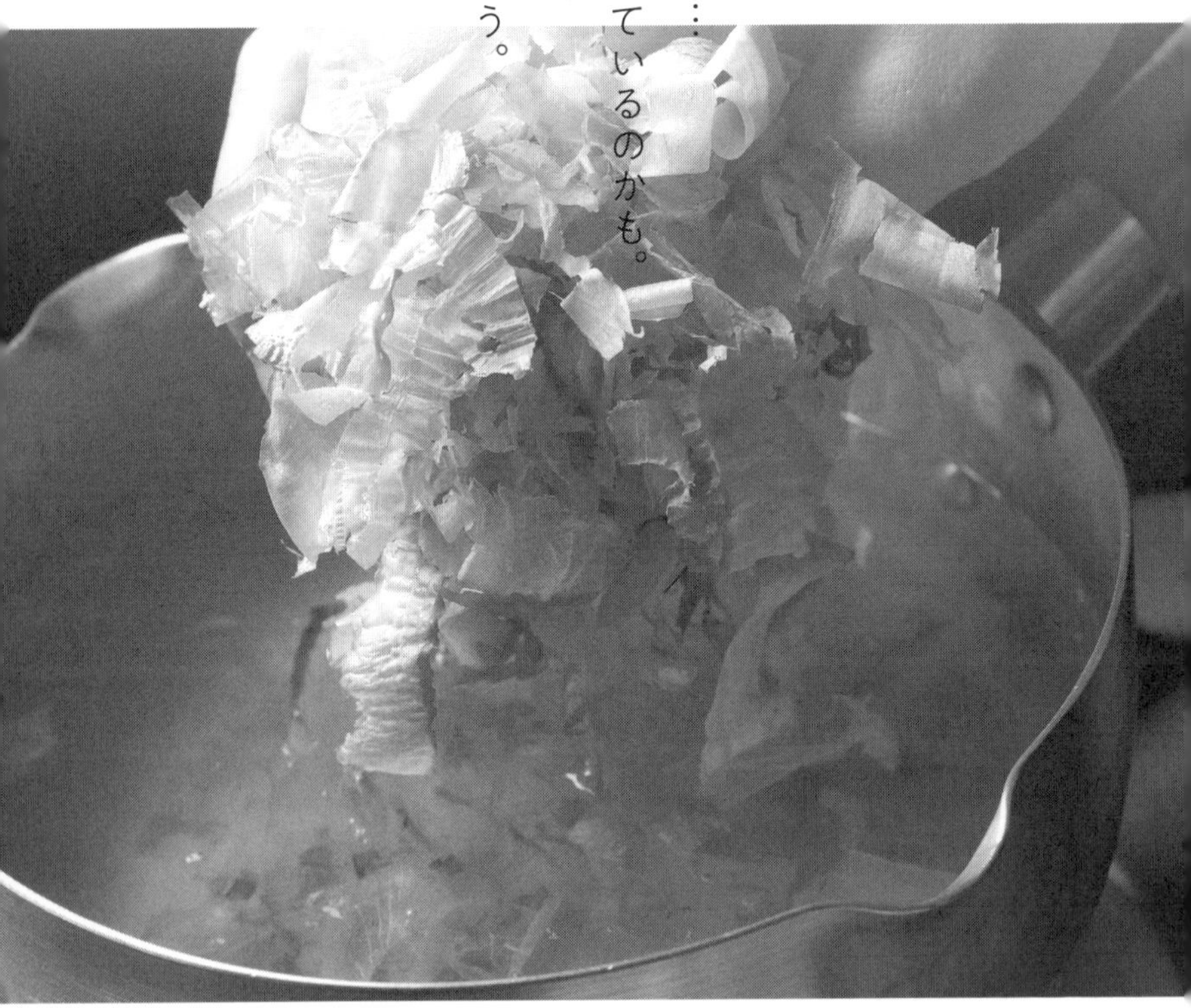

だし汁のうまみ成分でココロを落ち着かせて、糖質依存から脱却しましょう

ココロの調子を崩してしまった方に、毎日どんなものを食べているか聞いてみると、甘いものや炭水化物、つまり糖質ばかり食べている方がけっこういらっしゃいます。こういう方は、糖質依存に陥っている可能性があるので、注意が必要です。糖質をとると脳内にセロトニンが放出され、一時的に緊張状態から解放されるため、甘いものや炭水化物ばかり食べてしまうのです。当然太りやすくなりますし、太ることで、精神状態も悪くなりがちです。

そこで私がおすすめしているのが、「だし汁」の活用です。かつお節にはヒスチジン、煮干しにはイノシン酸、昆布にはグルタミン酸といったうまみが含まれています。これらのうまみ成分がホルモンのように脳に作用し、セロトニンの代わりに幸福感と安心感を与えると考えられるのです。

一度だしをとって冷蔵庫に入れておけば、2、3日は保存できます。甘いものが食べたくなったら、カップに入れてレンジで温め、お茶感覚で飲みましょう。習慣的に続けていけば、糖質依存からも脱却できるはずです。

血行が良くなる。
体を温める。
血糖値を下げる。
高ぶった神経を鎮める。
胃腸を整える。
みんなシナモンの効果です。
シナモンはココロに効く漢方です。

ココロの危険信号には、漢方薬にも使われているシナモンで早めに対処を

肩こりや手足の冷え、イライラ、胃の不快感などの体の不調は、ココロの状態が悪くなりかけていることを知らせる、危険信号。そのままにしておくと、ココロは徐々にうつっぽくなってしまうので、早め早めに改善しましょう。

まず、試してほしいのが、スパイスのシナモンです。紅茶やチャイ、お菓子などによく使われていますが、実は「桂《けい》皮《ひ》」と呼ばれる漢方薬でもあります。シナモンの主成分はケイヒアルデヒドという成分で、これが、あの独特の香りの正体。血行を改善し、体を温める働きがあります。他にも、興奮を鎮め、リラックスさせる、胃腸を整える、血糖値を下げるといった効果や、脂肪燃焼効果、毛細血管の若返り効果も報告されています。

ご自宅にシナモンがないという方は、スーパーなどでシナモンパウダーを手に入れてください。カフェオレにふりかけるのが一番簡単で、とりいれやすい方法だと思います。シナモンティーにしたり、少量の砂糖と合わせてバタートーストにふりかけたり、カレーに加えてもよいでしょう。

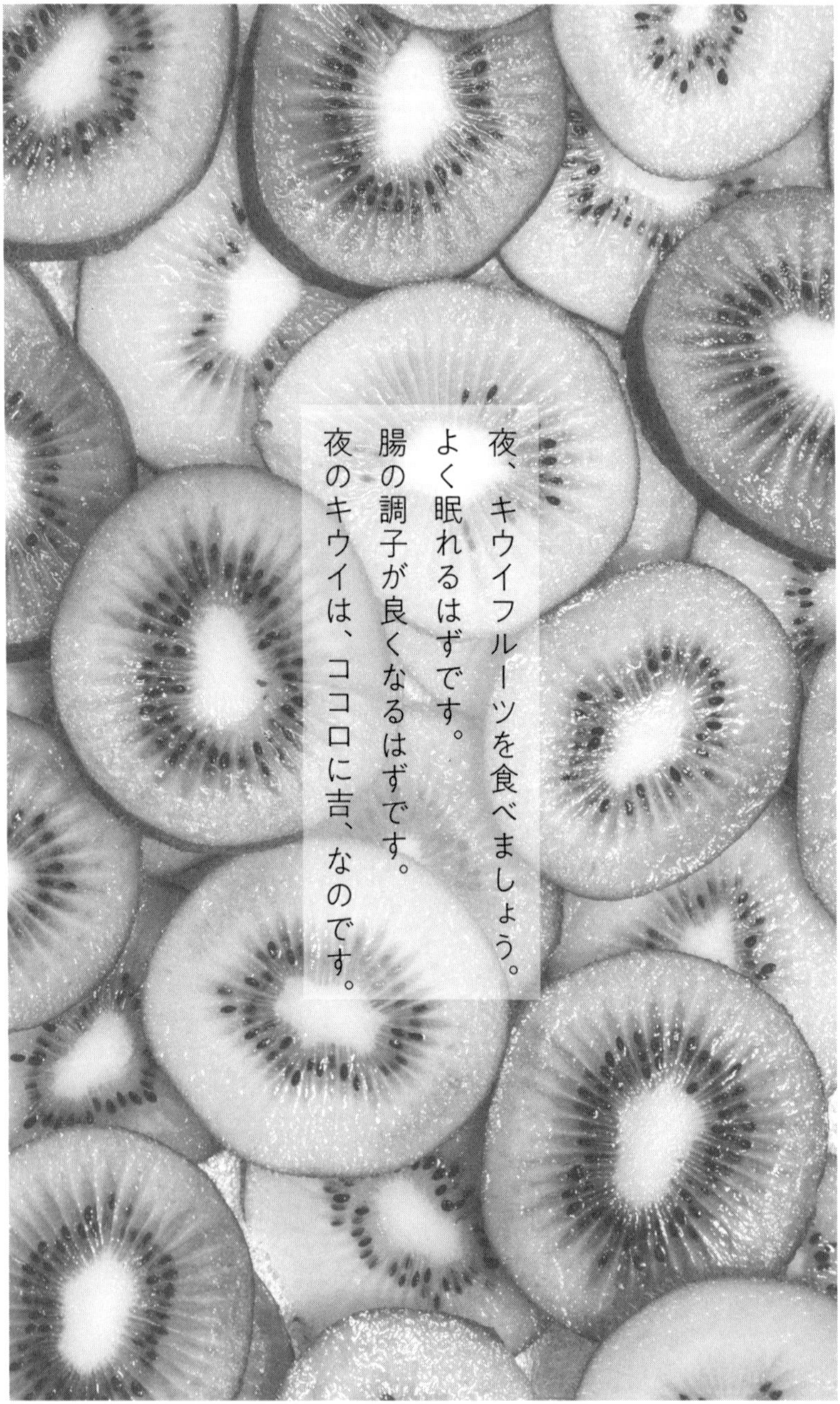

夜、キウイフルーツを食べましょう。
よく眠れるはずです。
腸の調子が良くなるはずです。
夜のキウイは、ココロに吉、なのです。

キウイには、眠りを改善するセロトニンと、腸内環境を整える食物繊維が豊富です

ココロの調子が崩れてくると、寝つきが悪くなるなど、睡眠に問題が出てきがち。そんなときは、寝る1～2時間前にキウイをひとつ食べる習慣をつけてみてください。キウイは、高い抗酸化作用（体をサビさせてしまう活性酸素の働きを抑制する作用）を発揮するビタミンC、ビタミンE、葉酸などが豊富な上に、〝睡眠ホルモン〟であるメラトニンの原料となる、セロトニンを含んでいます。食べてすぐにセロトニンがメラトニンになるわけではありませんが、習慣的に毎日食べていれば、安眠効果が期待できるでしょう。

さらにキウイには食物繊維が豊富なので、排便を促し、便秘を改善する効果もあります。食物繊維は腸内の善玉菌のエサにもなり、腸内環境を整えます。ただし、キウイには、体内にとりいれてから日光を浴びるとシミができやすくなるソラレンも含まれているので、食べるのは夜が最適です。

キウイを食べるときは、コップ1杯の水も一緒に飲みましょう。キウイに含まれているさまざまな酵素の働きがいっそう良くなります。

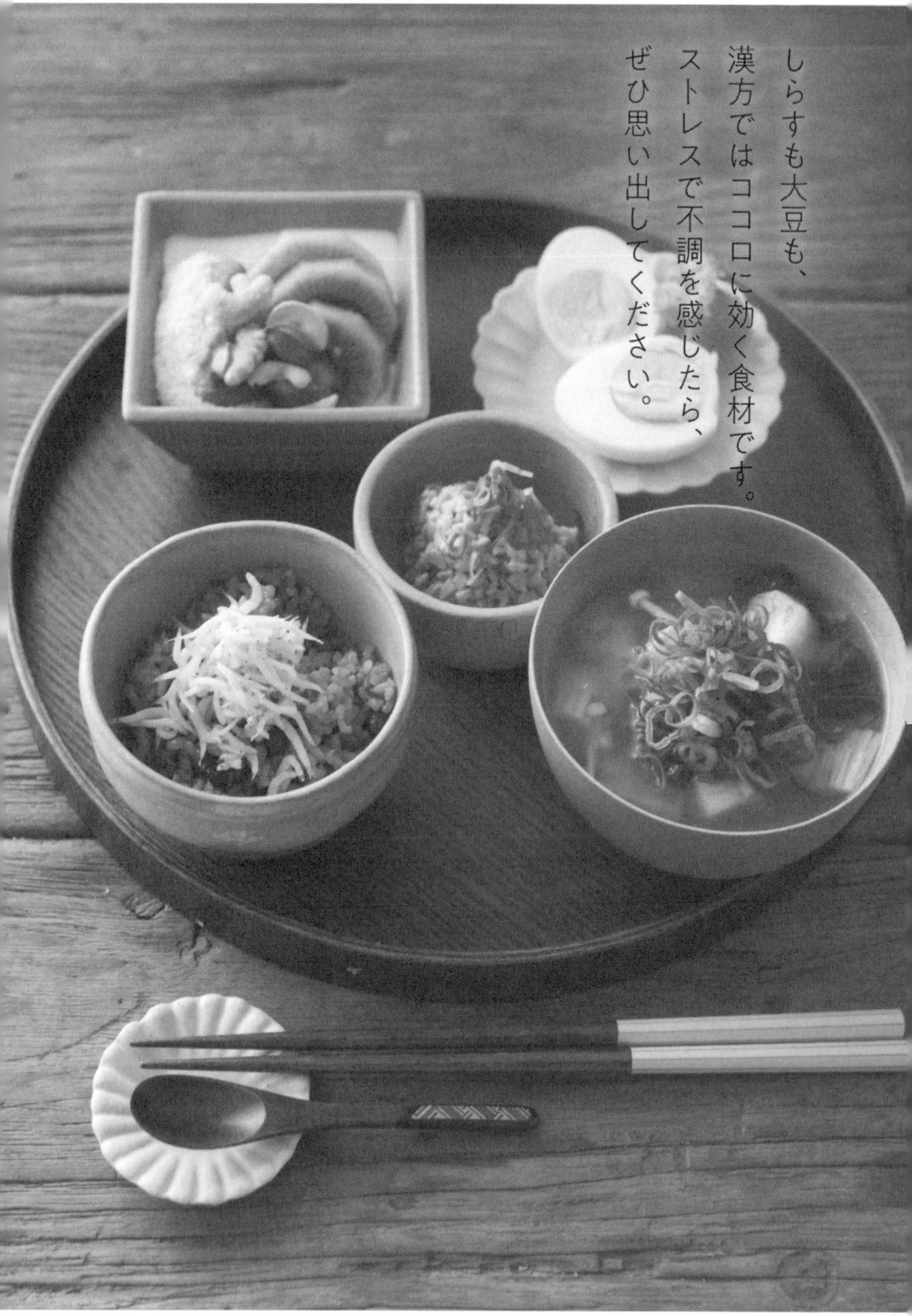

しらすも大豆も、
漢方ではココロに効く食材です。
ストレスで不調を感じたら、
ぜひ思い出してください。

しらすには気分の落ち込みを改善し、大豆には自律神経を整えるパワーがあります

本当にうつ病になってしまったときは西洋医学の新薬に頼らざるを得ないこともあります。でも、「ちょっとうつっぽいな」とか「ストレスがたまっているな」と感じる程度であれば、西洋医学よりも、東洋医学の流れをくむ漢方の「食養生」で改善したほうが、ずっと健康的です。

漢方の考え方を簡単にまとめると、「体質を改善し、自然治癒力を発揮させて元気を取り戻そう」ということ。中でも「食養生」とは、日々の食事に注意し、体調を整えていこうというものです。人の体調は「気」「血」「水」のバランスで成り立っているという考えのもと、不足している部分を食で補うのです。

漢方の観点から、ココロの不調改善に役立つと考えられる食材が、しらすと大豆です。しらすは「気」と「血」を補い、気分の落ち込みを改善する効果がある食べ物とされています。大豆は、自律神経の調子を整える食べ物とされ、「気」「血」「水」のそれぞれの不足を補い、自律神経のバランスも整えると考えられています。ぜひ、覚えておいてください。

酸っぱいものを食べましょう。
酢の物、梅干し、レモンジュースなどです。
東洋医学の知恵です。

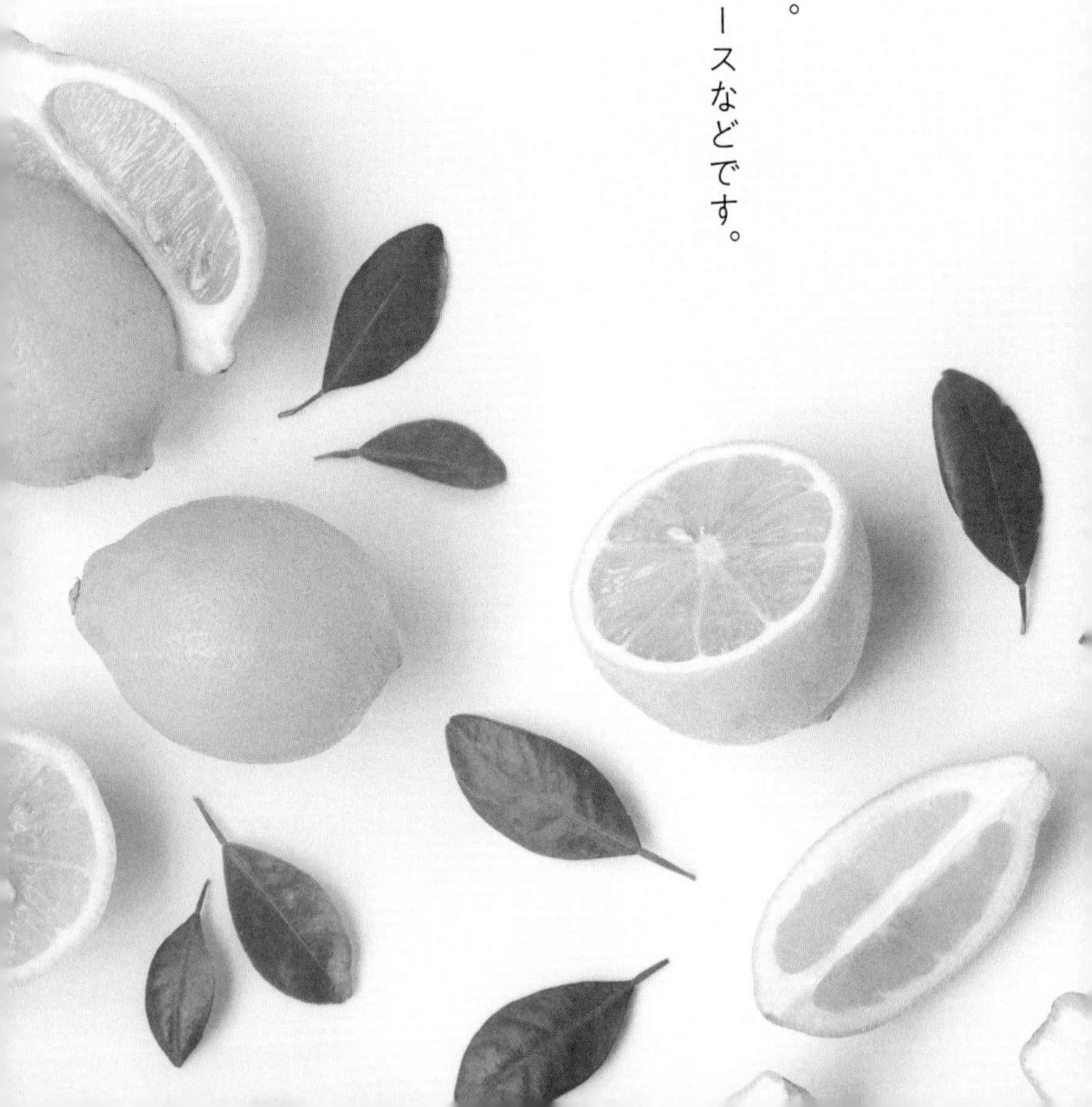

漢方の「五味」の知恵で気分スッキリ。酸っぱいものには、精神をコントロールする作用があります

漢方では、食べ物を「五味」で分類することがあります。五味とは、酸（すっぱい）、苦（苦い）、甘（甘い）、辛（辛い）、鹹（塩辛い）の5つの味のこと。これらはそれぞれ、違う臓器に作用すると考えられています。

特に知っておいてほしいのは、「酸」です。「酸」に分類される食べ物は、臓器としては肝臓と胆のうに働きかけるとされていますが、それだけでなく、精神をコントロールする作用があるとされているのです。

ですから、イライラしたり落ち込んだりと、ココロのバランスが崩れていると感じたときは、酢の物や黒酢ドリンク、梅干し、レモンやレモン水など、酸っぱい食品を体に入れて、気分をスッキリさせましょう。

また、梅干しやレモンに豊富なクエン酸は、疲労回復効果が高い成分として知られています。他にも、血流を良くしたり、血糖値の上昇を抑えるなど、健康効果がたくさんあるので、酸っぱいものを毎日食べて、損はありませんよ。

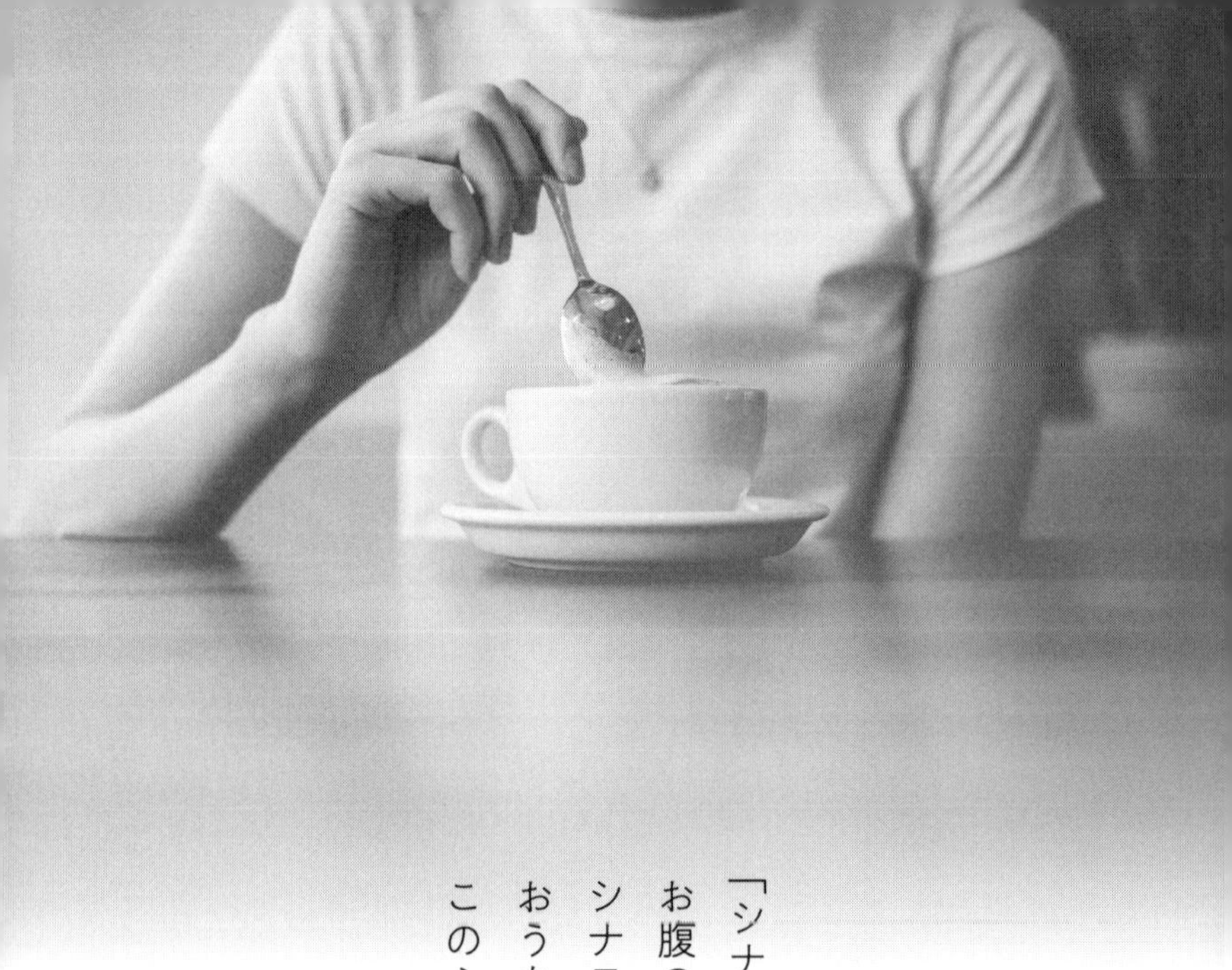

「シナモンジンジャーティー」は、
お腹の調子を整える〝漢方ドリンク〟。
シナモンパウダーとしょうがパウダーで、
おうちで簡単に作れます。
このふたつ、漢方薬に配合されている実力派です。

シナモンとジンジャー。ダブルの力で胃腸を整え、お腹の元気を取り戻しましょう

ココロの安定のカギを握っている、腸内環境。もし、お腹の調子が良くないと感じたら、シナモンとしょうがを使ってお腹を整える〝漢方ドリンク〟を作って、毎日のお茶の時間に飲んでみてください。

シナモンは漢方では桂皮といい、胃腸を整えたり、体を温める効果、ココロを落ち着かせる効果などがあります。ジンジャー＝しょうがは漢方ではショウキョウといい、やはり胃腸を整え、体を温める効果があるとされています。つまり、シナモンジンジャーティーは、ダブルで胃腸を整えてくれる、実力派の漢方ドリンクなのです。

漢方ドリンクといっても、シナモンパウダーと乾燥しょうがパウダーさえあれば、作り方は簡単。普通に入れた紅茶に、両方のパウダーを適量入れれば完成です。飲みづらいと感じたら、好みで砂糖やはちみつを少量加えてください。

体がホカホカと温まり、新陳代謝もアップ。免疫力も増すので、寒い冬の風邪予防にもおすすめです。

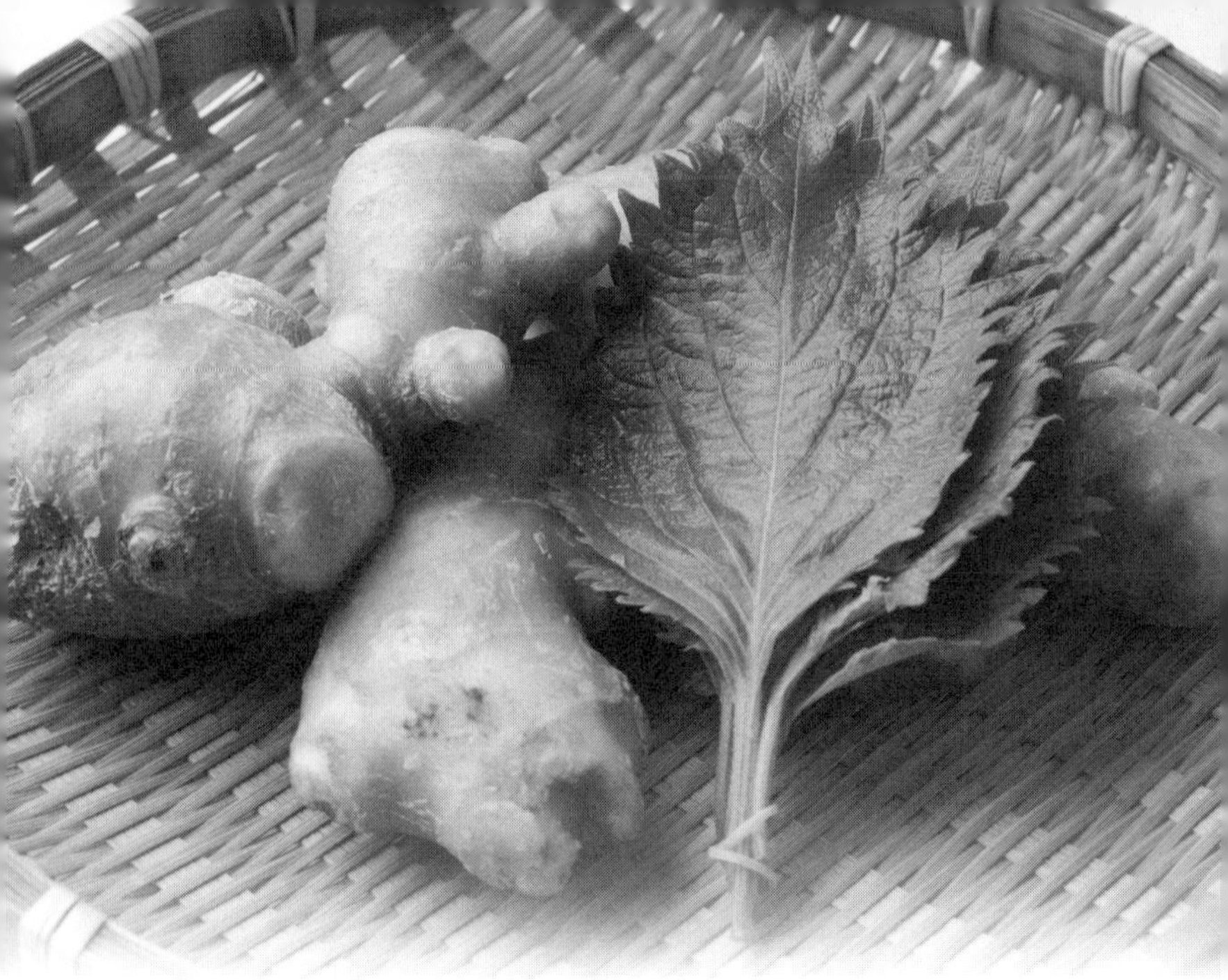

しそとしょうがは食卓の名脇役ですね。
でも、ココロのことを考えたら、
もっとスポットライトを当ててあげたい。
その実力は、想像を上回るはずです。

うつにパワーを発揮するしそと体を温めるしょうがは、不調撃退の主役です！

食卓の名脇役である、しそ。実は、ココロが不安定になりがちな人には、毎食でも食べてほしい食材のひとつです。

しそのエキスを使った実験では、うつや絶望状態の時間が短くなり抗うつ効果があったことが報告されています。また、ココロのバランスが悪くなっている人の中には、のどの違和感や咳の症状を訴える方が少なくないのですが、漢方の世界では、こうしたケースにしそが効果を発揮することが知られています。

しそとの相性が抜群のしょうがも、ココロの安定に力を発揮してくれる食材です。しそにもしょうがにも、血流を良くする効果があり、冷えはもちろん、肩こりや腰痛、月経痛、関節痛などの緩和も期待できます。そうした身体的な症状が良くなると、ココロの状態も良くなっていく人は少なくありません。

しそとしょうがは、せん切りにして冷蔵庫に入れておくと、いつでも何にでも使えて便利です。ただし、しょうがは生のままだと体を冷やすので、加熱調理に使ったり、アツアツのみそ汁や紅茶に加えていただきましょう。

腸内環境を整えるために、
あれがいい、これがいいと、
おすすめの食材はいろいろあります。
でも、ひとつ選ぶなら「もち麦」です。
ふつうのお米に、混ぜて炊くだけなのもうれしいのです。

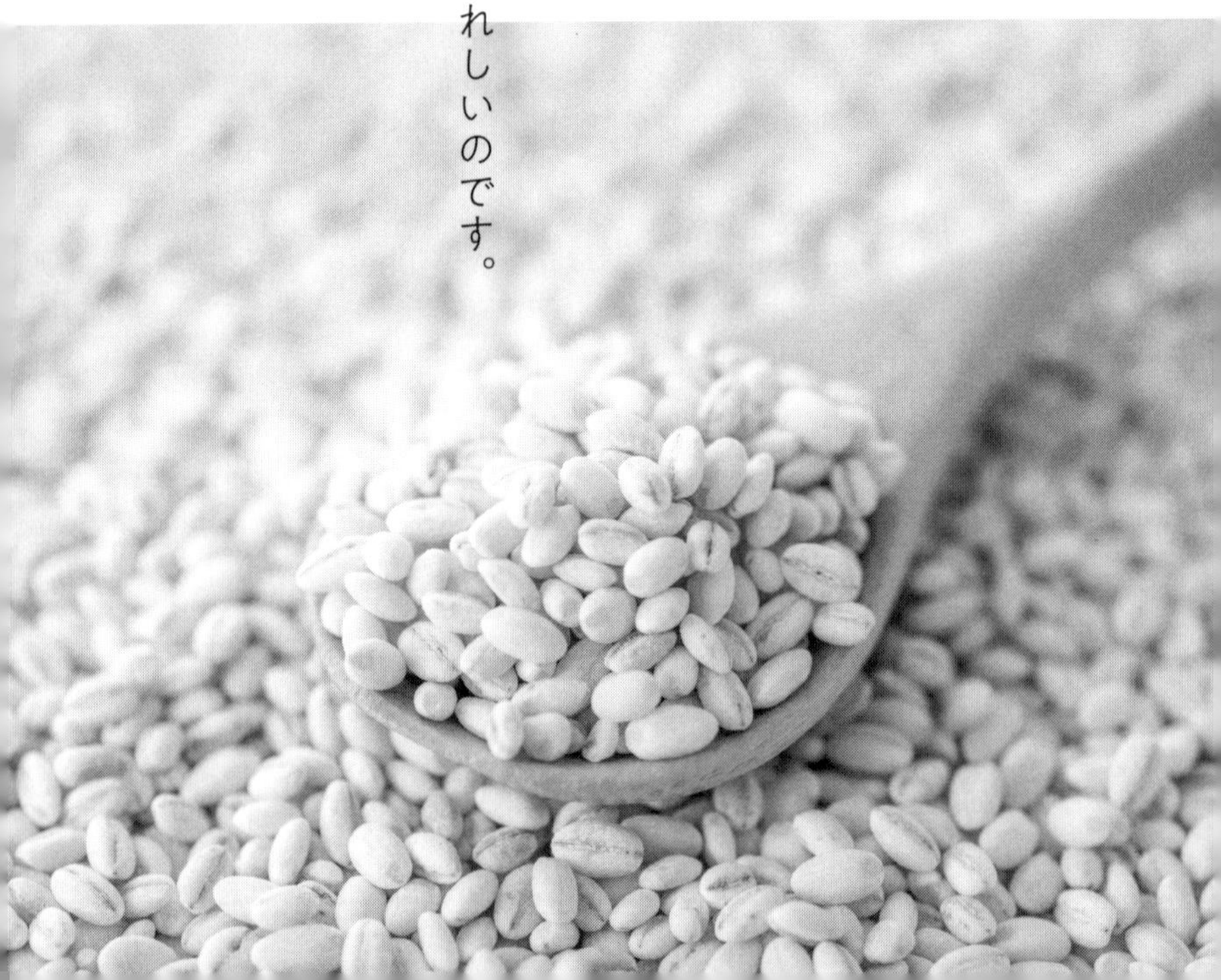

毎日の主食にもち麦を混ぜ、水溶性食物繊維で腸内環境を整えましょう

腸内環境が乱れていると、ココロの状態も乱れがち。便秘や下痢が続くと精神状態に大きな影響を及ぼしますし、腸内細菌のバランスが悪いと、ココロの安定に欠かせないセロトニンの生成にも支障をきたします。

腸内環境を整える食品はいろいろありますが、もっとも効果的な食品をひとつだけ選ぶとしたら、私は、食物繊維が豊富な「もち麦」を挙げます。

食物繊維には、主に腸のぜん動運動を促す、水に溶けない不溶性食物繊維と、主に腸内細菌のエサになる、水に溶けやすい水溶性食物繊維の2種類があり、不溶性2に対して水溶性1の割合でとることが理想的と考えられています。大豆、いも類、根菜類、海藻類などにも食物繊維は豊富ですが、多くの食品は不溶性食物繊維が多いため、一般的に、水溶性食物繊維が不足しがちなのです。

その点、もち麦には、β-グルカンという水溶性食物繊維が豊富で、白米の約20倍も含まれています。白米に3〜5割混ぜて炊けば、ぷちぷちとした食感でおいしくいただけます。毎日の主食として、断然おすすめです。

うつレベル簡易チェック表

下記の症状の中で、当てはまるものがいくつあるかチェックして、あなたのうつレベルを確認しておきましょう。

症状チェックリスト

- 何もしていないのに疲れる ☐
- やる気はあっても体が動かない ☐
- 頭痛がする ☐
- 食欲がない、暴飲暴食してしまう ☐
- 朝起きられない ☐
- 怖くて外出できない ☐
- コロナのニュースばかり見てしまう ☐
- ネガティブなことばかり考えてしまう ☐
- なかなか寝つけない、何度も目が覚める ☐
- 寝る前に落ち込みが激しくなる ☐

・0～2個…少し疲れています
・3～5個…少しうつ気味です
・6～9個…うつ気味です
・10個………うつ状態です。
医療機関を受診することをおすすめします。

2章

うつぬけ「睡眠」の習慣

朝、コップ1杯の牛乳を飲みましょう。
夜寝る前ではなく、朝起きてからです。
しばらく続けていると、
ぐっすり眠れる日が増えていることに気づくはず。
睡眠はココロのいちばんの薬です。

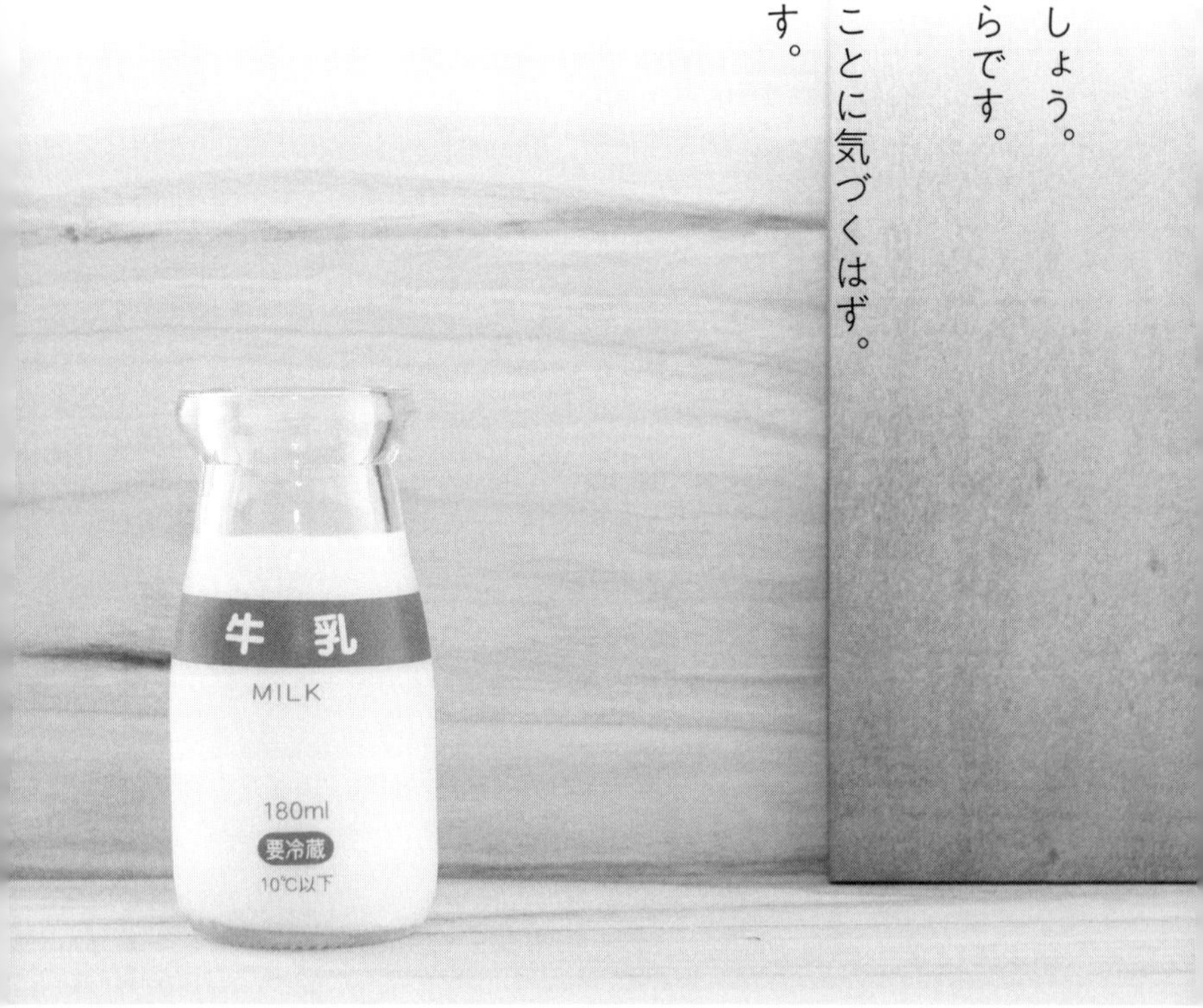

〝睡眠ホルモン〟の原料トリプトファン。効率良く摂取するポイントは、牛乳を朝に飲むことです

体はもちろん、ココロの健康を保つために、ぐっすり眠ることはとても大切。ココロの状態が悪くなってくると、多くの方は、まず睡眠に影響が出ます。うつ病の人の約9割は、睡眠に問題を抱えているといわれています。睡眠は、主に、起床時間、食事、光、ホルモンに大きく左右されます。朝起きて光を浴びると、食事からとったトリプトファンが〝幸せホルモン〟と呼ばれるセロトニンに変わり、さらに〝睡眠ホルモン〟と呼ばれるメラトニンへと変換されていきます。このメラトニンが夜になって脳内で分泌されることで、私たちは眠りへと落ちていくのです。

そこでおすすめしたい習慣が、トリプトファンが豊富な牛乳を、毎朝、コップ1杯飲むことです。以前は、〝夜寝る前にホットミルクを飲むとよく眠れる〟といわれていましたが、トリプトファンをとってからメラトニンとして分泌されるまで14、15時間はかかるため、トリプトファンの補給は朝がもっとも効果的なのです。牛乳は夜ではなく、朝飲むようにしましょう。

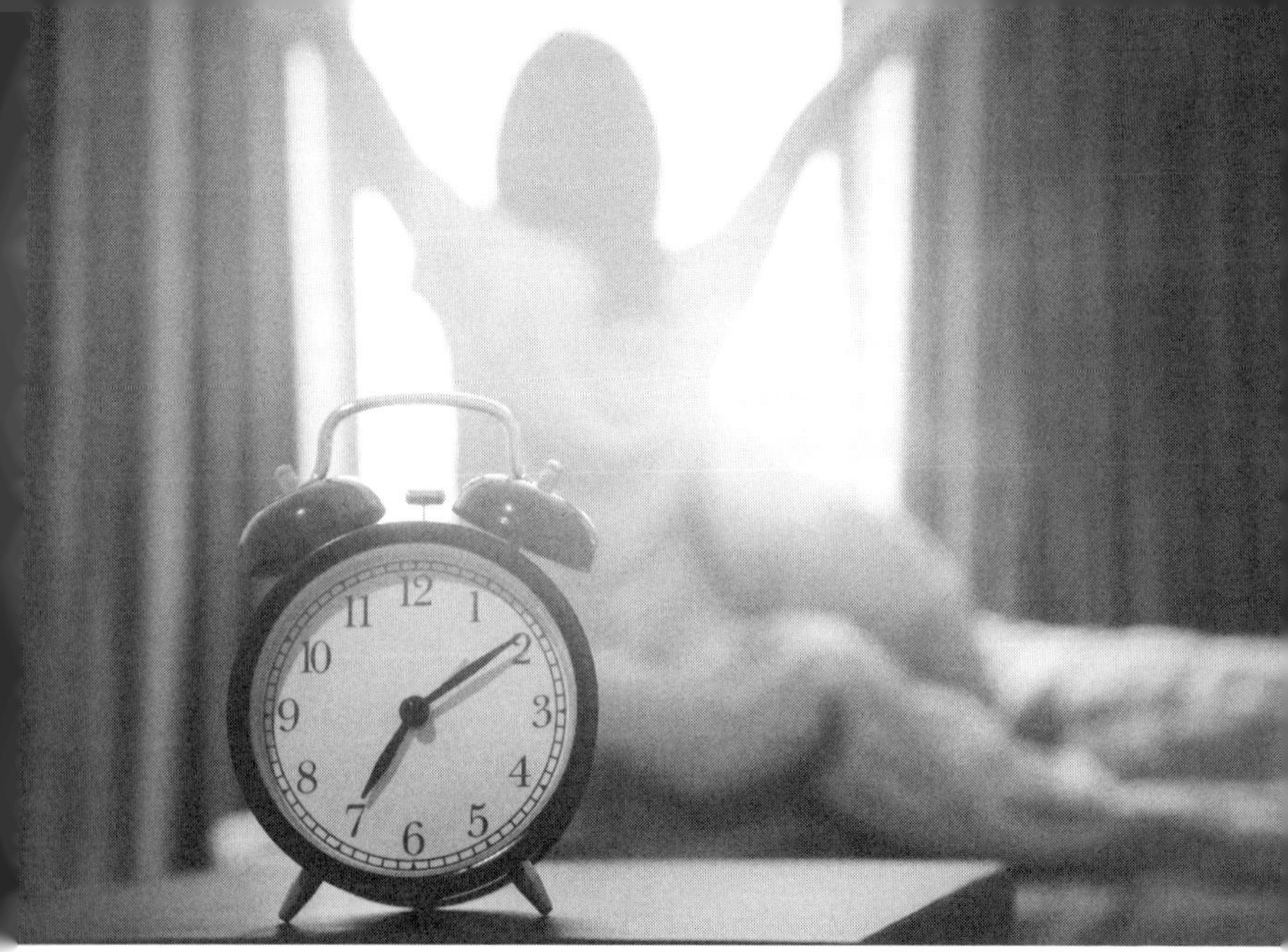

休日の朝寝坊は、もうやめましょう。
体内時計がくるってしまい、
ココロに負担がかかります。
いつもより多く寝たいなら、早めに寝ること。
就寝時間より、起床時間が大切です。

体内時計が乱れるとココロも乱れます。毎日同じ時間に起きてリズムをキープしましょう

ココロと体が疲れてくると、多くの人がついついやってしまうのが、休日の朝寝坊。でも、これはココロが不安定になりやすい人には、まったくおすすめできない悪い習慣です。ココロが休まるどころか、反対に負担をかけることになりかねません。

質の高い睡眠は、ココロの状態を良好に保つための必須条件。毎晩ぐっすり眠り、気持ち良く目覚めるためには、体内時計のリズムをできるだけ一定に整えておくことが大切です。

休みの日だからと朝寝坊をしてしまうと、平日にしっかり刻んできたリズムが崩れ、体内時計は途端に乱れてしまいます。すると、また夜眠れなくなり、それがココロの負担となって、不安感や疲労感を生んでしまうのです。

よく眠れていないなと感じているときこそ、休日も平日と同じ時間に起きて、体内時計のリズムを乱さないようにしましょう。もし、どうしても睡眠時間を増やしたいなら、寝坊ではなく、早めに寝るのが正解です。

目覚ましのアラームが繰り返し鳴る
スマホのスヌーズ機能。便利ですが、
自律神経には、とてもよくありません。
すぐに設定を変えましょう。

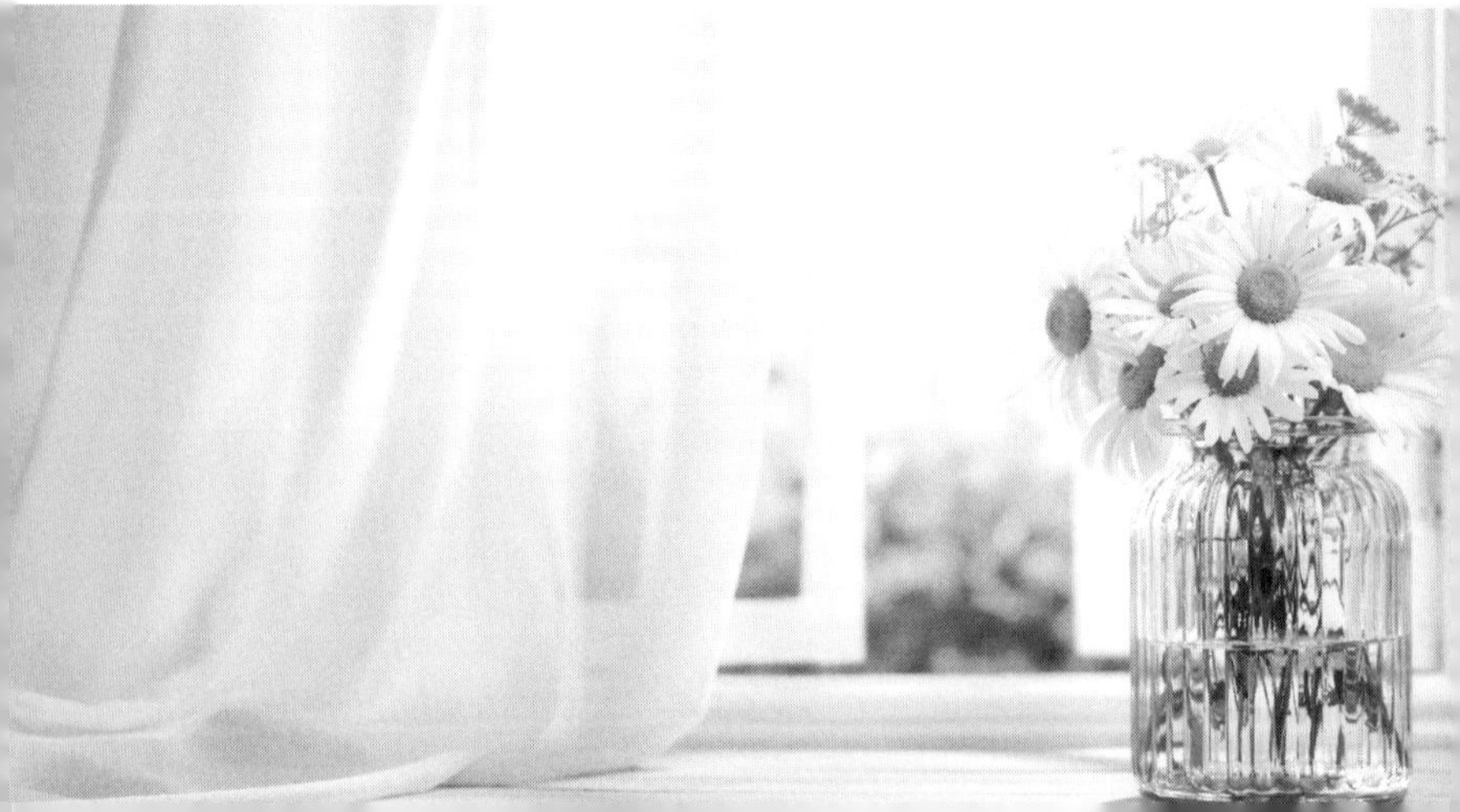

スヌーズ機能を使い続けると、自律神経が乱れ、脳と体に悪影響を及ぼします

スマホでも目覚まし時計でも、もしスヌーズ機能を使っているなら、ココロと体の健康のために、今すぐ、解除しましょう。スヌーズ機能を使い続けていると、自律神経のバランスが乱れ、心身に悪影響が及ぶ可能性があります。

自律神経は交感神経と副交感神経のふたつがあり、主に活動時には交感神経が、休息時には副交感神経が優位となって、血圧や体温調節、ホルモン分泌など、生きるためのさまざまな機能を司っています。交感神経と副交感神経の切り替えが適切に行われることで、ココロと体の健康は保たれているのです。

ところが、スヌーズ機能を使うと、アラームが鳴った瞬間、交感神経が優位となり、体はいったん活動体制に入ります。でも、「どうせスヌーズだから、まだいいや」とアラームを止めると、今度は副交感神経が優位となり、再び休息体制に戻ってしまいます。この繰り返しは自律神経の混乱を招き、脳と体にとって相当なストレスになります。不眠症やうつ病の原因にもなりかねません。

アラームが鳴ったら一度で起き、自律神経の乱れを防ぎましょう。

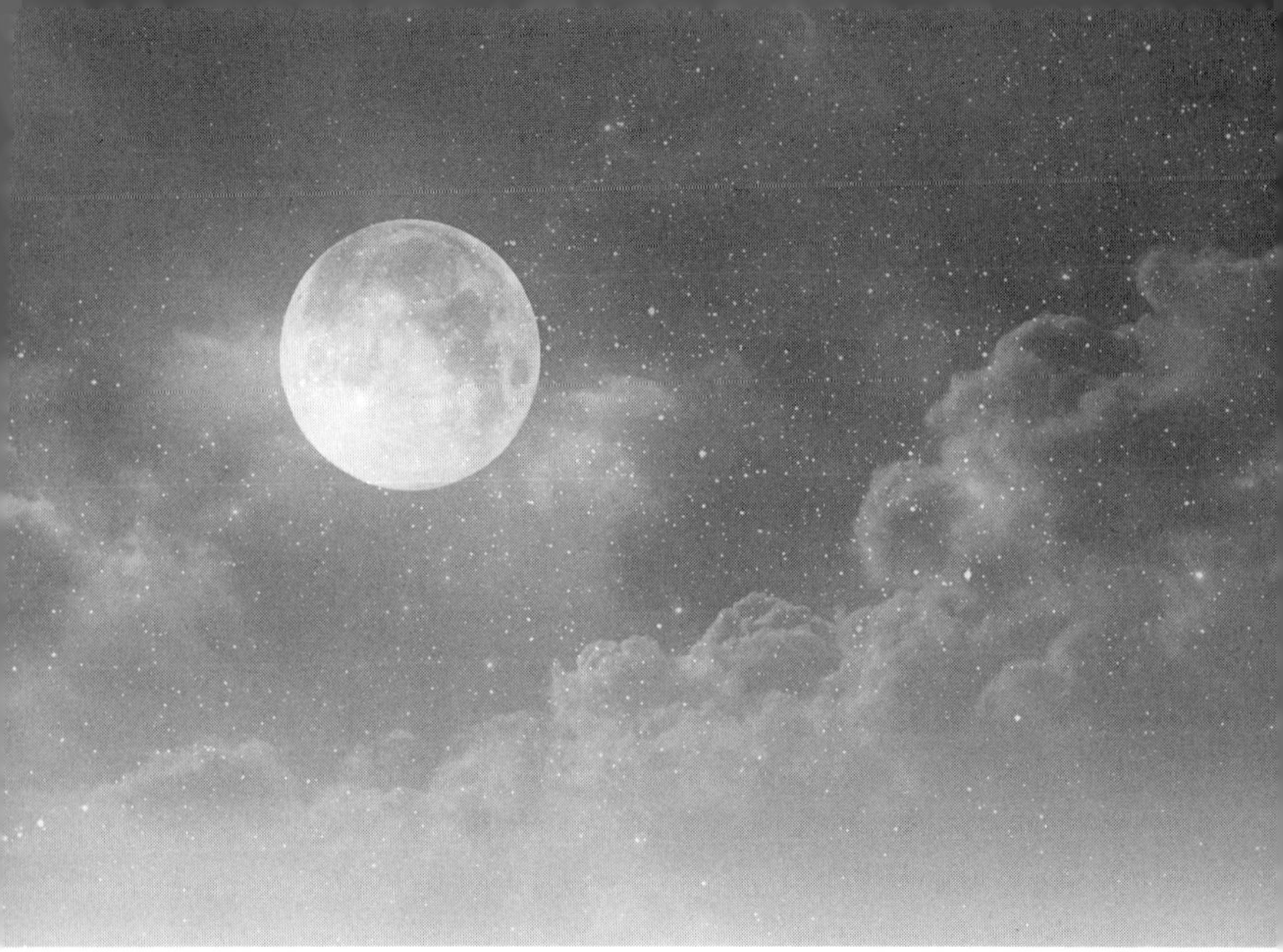

驚くかもしれませんが、
コラーゲンはお肌ぷりぷりには役立ちません。
その代わり、睡眠には役立ちます。
牛スジや鶏軟骨を食べた日は
きっと、ぐっすり眠れます。

コラーゲンたっぷりの食事にはグリシンが豊富。グリシンが睡眠の質を上げるのです

よく眠れない日が続くと、肌荒れが起きます。女性の場合、睡眠不足で肌の状態が悪くなると、メンタルにもかなり悪影響が及んでしまいます。

そんなとき、肌のために、牛スジや鶏軟骨など、コラーゲンたっぷりのメニューを積極的にとるという方もいるでしょう。でも実際には、コラーゲンは体内で一度分解されてしまうため、確かに美肌効果があるとはいえません。

では、コラーゲンをとっても無駄かといえば、そんなこともありません。実は、コラーゲンが豊富な食品は、睡眠の質を高めることがわかっているのです。

私たちが眠りにつくためには、体の内部の温度を下げる必要があります。コラーゲンの約3分の1を構成しているグリシンというアミノ酸をとると、血管が広がることで体の表面から熱が放出され、体の内部の温度が下がるのです。

その結果、睡眠の質が上がりますし、寝ている間に成長ホルモンが分泌されるため、美肌効果も期待できます。ときどき牛スジや鶏軟骨などコラーゲンたっぷりのメニューを食べる習慣をつけ、グリシンをしっかり補給しましょう。

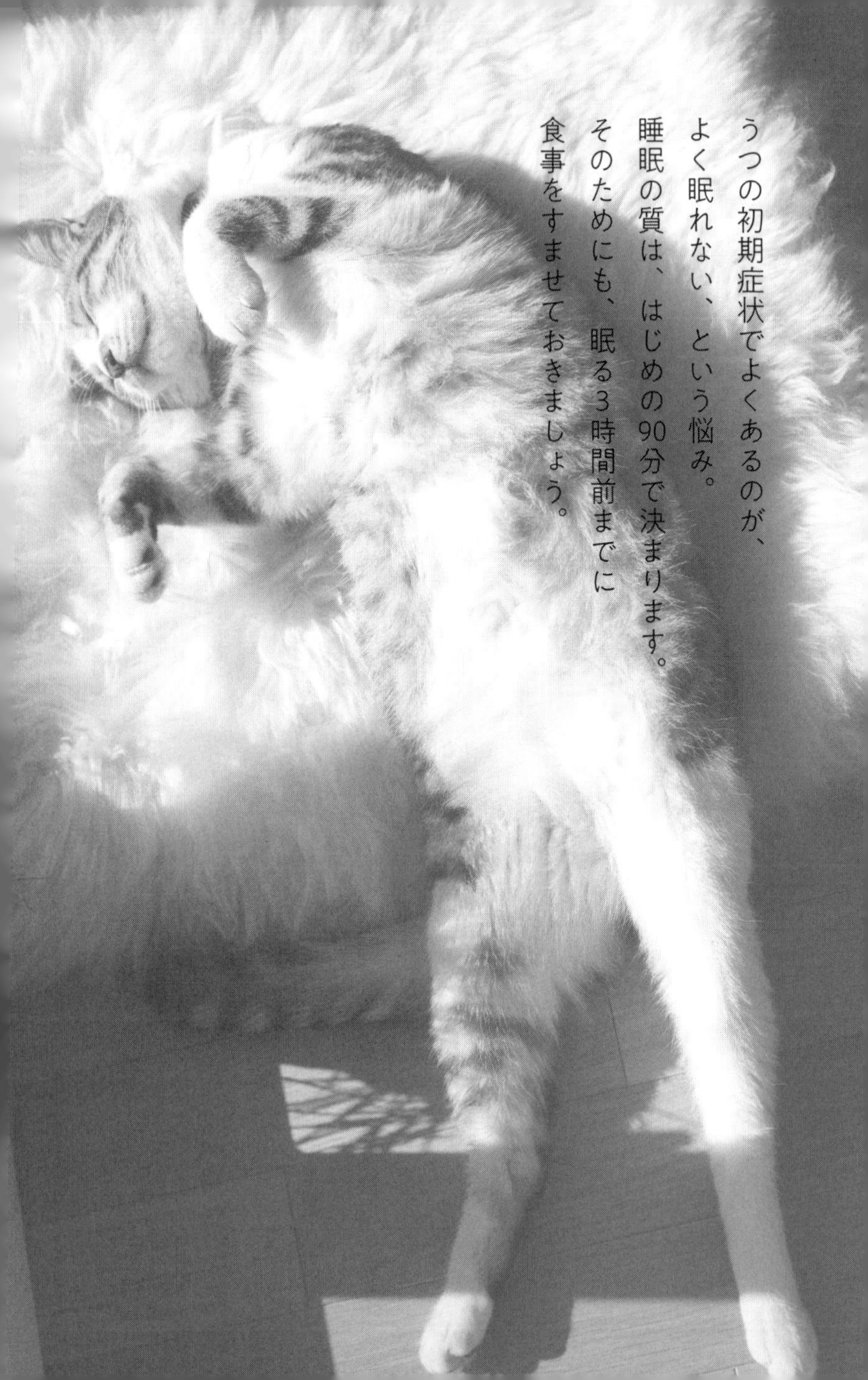

うつの初期症状でよくあるのが、
よく眠れない、という悩み。
睡眠の質は、はじめの90分で決まります。
そのためにも、眠る3時間前までに
食事をすませておきましょう。

消化活動は睡眠の敵です。熟睡するために夕食の時間を見直しましょう

人にもよりますが、うつの初期症状では、自分がうつだとは気づいていないことも少なくありません。そういう方とよくお話ししてみると、多くの方が「そういえば、最近、よく眠れませんね」と答えます。

睡眠は、心身の健康のバロメーターです。寝つきが悪いと感じたら、ちょっと立ち止まって自分のココロの状態と日々の習慣をチェックしてみましょう。

睡眠で大切なのは、はじめの約90分。「ノンレム睡眠」という深い眠りがしっかりとれているかどうかで、睡眠の質が決まります。うつ病の人はこの90分で深く眠れていないという研究結果も報告されています。

熟睡するための習慣はいろいろありますが、まず、夕飯の時間から見直してみましょう。胃の中に食べ物がたくさん入ったままだと、消化活動のために脳も体も休めず、熟睡できなくなります。夕食は、遅くとも寝る3時間前までにすませてください。どうしても夕食が遅くなる場合は、油っこいものは避け、うどんやあっさりした煮物など、消化の良いものを食べましょう。

安眠のコツは、お風呂にあります。
ベッドに入る1時間前に、
ぬるめのお湯にゆっくり浸かりましょう。
ほら、今夜はぐっすり眠れそうです。

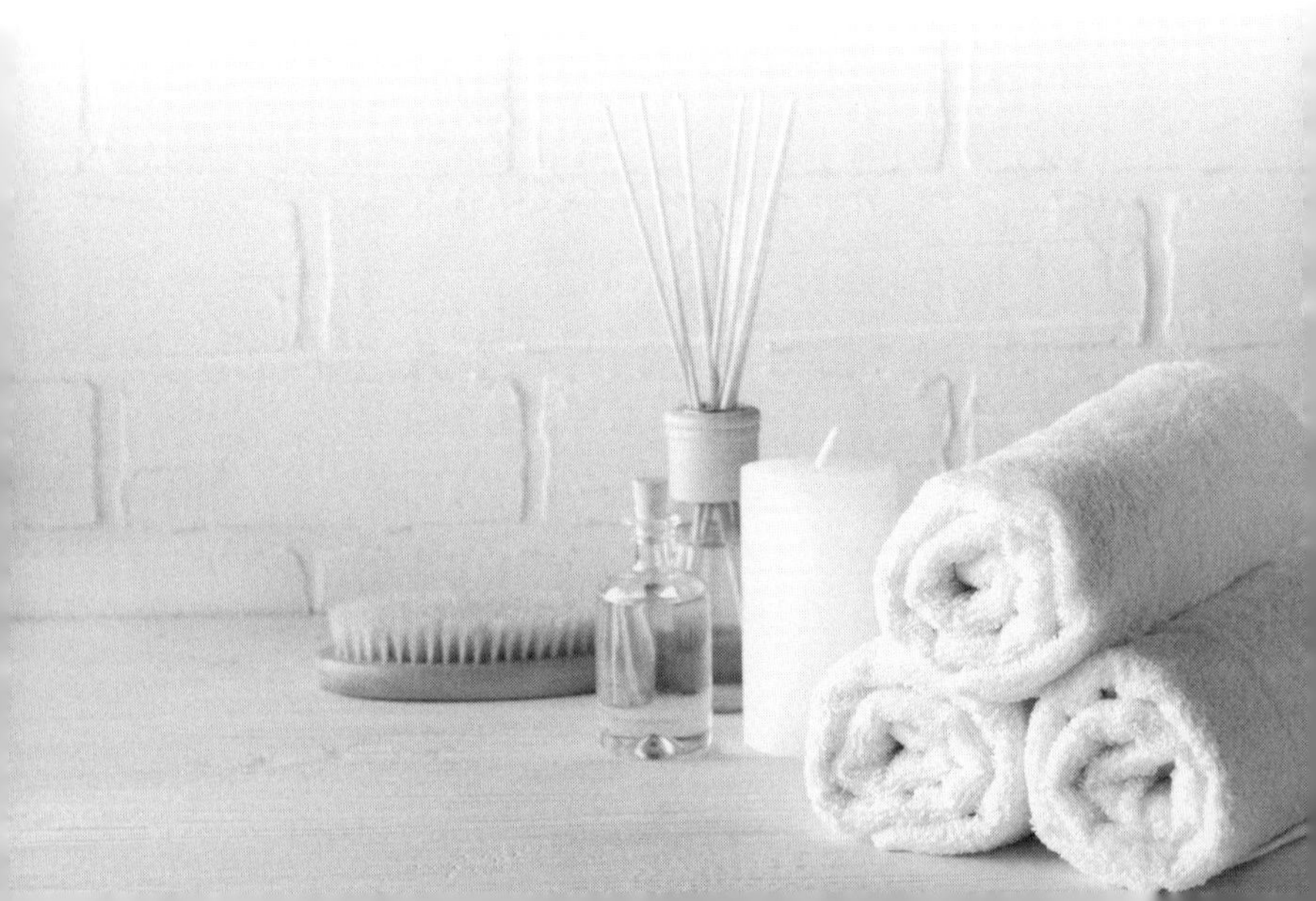

深部体温の下がり方が、睡眠の質を決めます。ポイントは、寝る1時間前の入浴です

私たちが眠りにつくとき、日中上がっていた深部体温が下がってくることで、脳と体がお休みモードへ切り替わっていきます。このとき、深部体温の下がり方が大きいほど、脳も眠りにつきやすいことがわかっています。

そこで、お風呂です。ベッドに入る1時間ほど前にお風呂で温まり、一度深部体温を上げておくと、就寝時間に向けて体温の下がり方が大きくなるため、眠りにつきやすくなるのです。お風呂に入る時間は、早すぎても遅すぎても眠くなる時間がズレてしまうので、できるだけ毎日同じ時間に寝て、その約1時間前にお風呂に入る習慣をつけてしまうのが理想です。

湯舟やシャワーのお湯が熱すぎると、今度は交感神経が優位になり、脳も体も目覚めてしまうので、温度はぬるめにしましょう。

ただし、ぬるめにすると、スマホを持ち込んで半身浴のように長風呂をしてしまう人もいますが、これだと深部体温が上がりすぎてしまいます。湯舟に浸かっている時間は約10分とし、長風呂にならないように注意しましょう。

寝ても疲れがとれない…
そんな人は熟睡できていないのかもしれません。
試しに今夜は、右向きに寝てみてください。
翌朝、すっきり目覚めることができるはず。
それには理由があるんです。

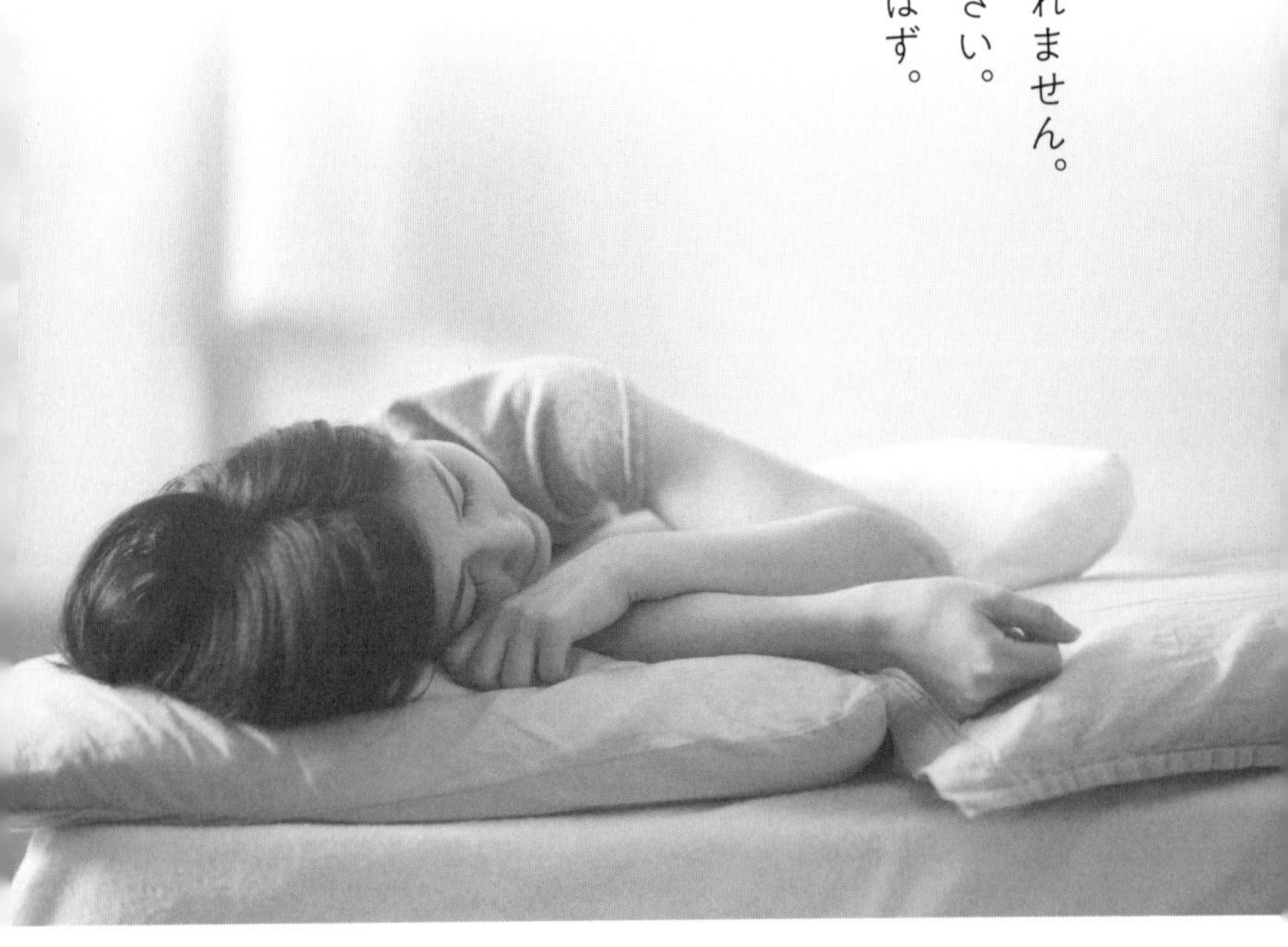

仰向けよりも、右向きに寝るほうが、気道が確保され、消化の流れもスムーズです

ココロの状態が悪くなりかけている人の中には、「寝ているんですが、朝疲れがとれていなくて……」とおっしゃる方もいます。こういう場合、睡眠中にいびきをかいている可能性があるので、まず、ご家族に確認してみてください。

いびきは仰向けになったとき、重力の影響で舌がノドの奥に下がり、気道を狭くしていることで起きます。寝ている本人は気づいていませんが、これはかなりしんどい状態で、熟睡できていないケースが多いのです。

もしいびきをかいているようなら、横向きに寝る習慣をつけてみましょう。仰向けに寝るより気道が確保されやすいため、いびきが改善されます。

ポイントは、右側を下にして横になること。いびきの改善という点では、右でも左でもよいのですが、右を下にすると胃のカーブに沿った体勢になるため、消化の流れがスムーズになり、眠りの質も目覚めも、いっそう良くなります。

ただし、いびきがひどい人は、突然死にもつながる睡眠時無呼吸症候群や他の病気が隠れていることもあります。一度病院に行っておいたほうが安心です。

ちょっと贅沢して、
シルクのパジャマにしてみませんか。
睡眠の質がぐっと上がります。
それに、
素敵な夢を見られるかもしれませんよ。

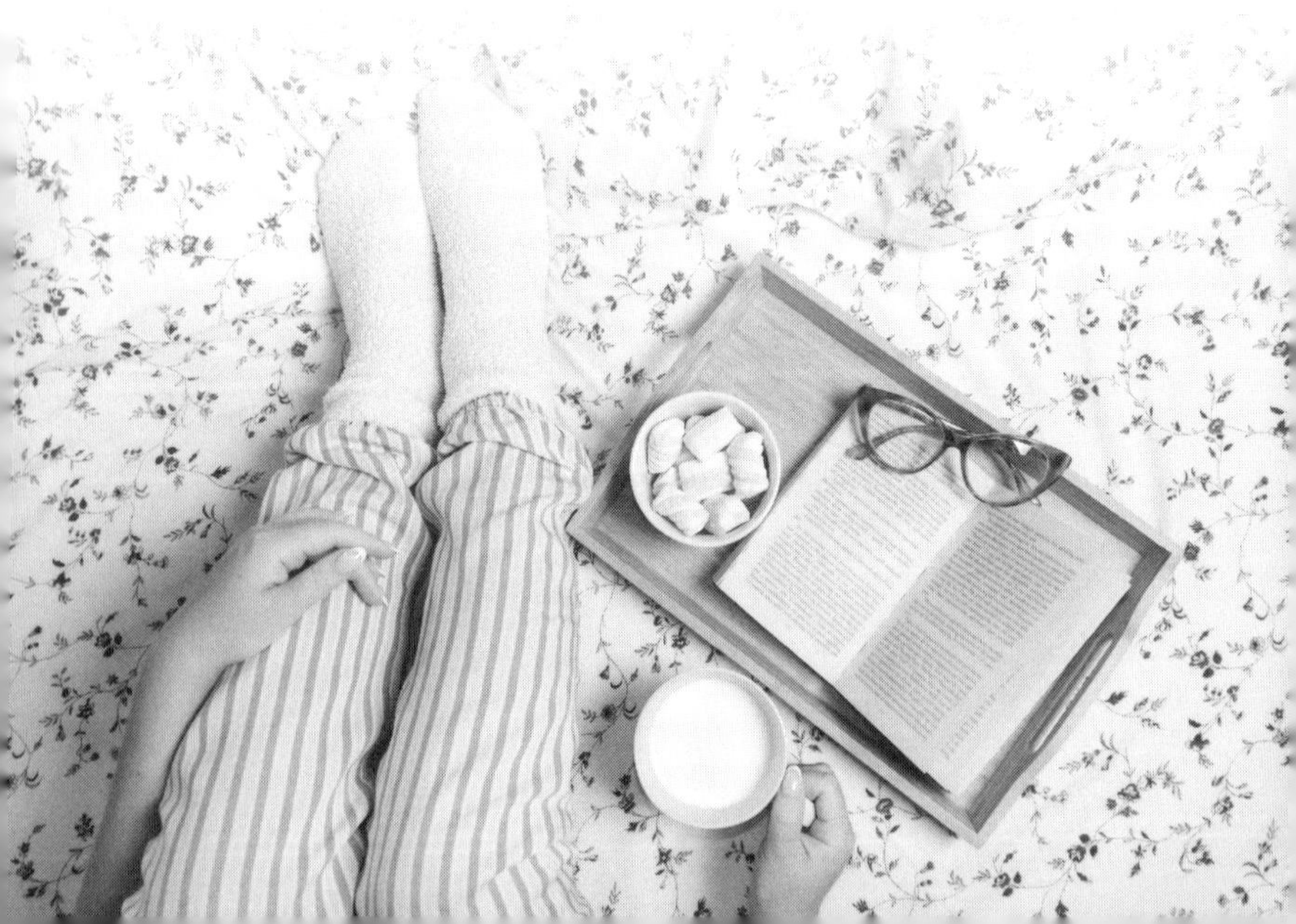

肌の感覚が睡眠の質を落とすことも。パジャマの素材はシルクやガーゼが最適です

睡眠の質は、就寝中の環境によって大きく左右されます。風通しや布団の温かさなどに気を使っている人は増えているようですが、意外と盲点になっているのが、寝るときの衣服＝パジャマです。

肌にはC触覚線維という神経が張り巡らされていて、ゆっくり、柔らかくふれられると活性化します。するとこれが心地良さとして脳に伝わり、脳内のセロトニンが活性化して、ココロを落ち着かせることがわかっています。つまり、肌で感じる感覚は、ココロに大きな影響を及ぼしているのです。

ですから、私は患者さんに、うつを予防し、睡眠の質をアップするために、パジャマを肌触りの良いシルクやガーゼ素材にすることをおすすめしています。肌への刺激が少なく、熱もこもりにくいので、とても快適。これだけで、睡眠の質はかなり良くなるはずです。

パジャマや下着は、長い間直接肌にふれているものです。少々値段が高くても、素材が良いものを選んだほうが、賢い選択といえるでしょう。

ベッドカバーやシーツは
ベージュがおすすめです。
副交感神経が優位になって、
ス――と眠れるようになれます。

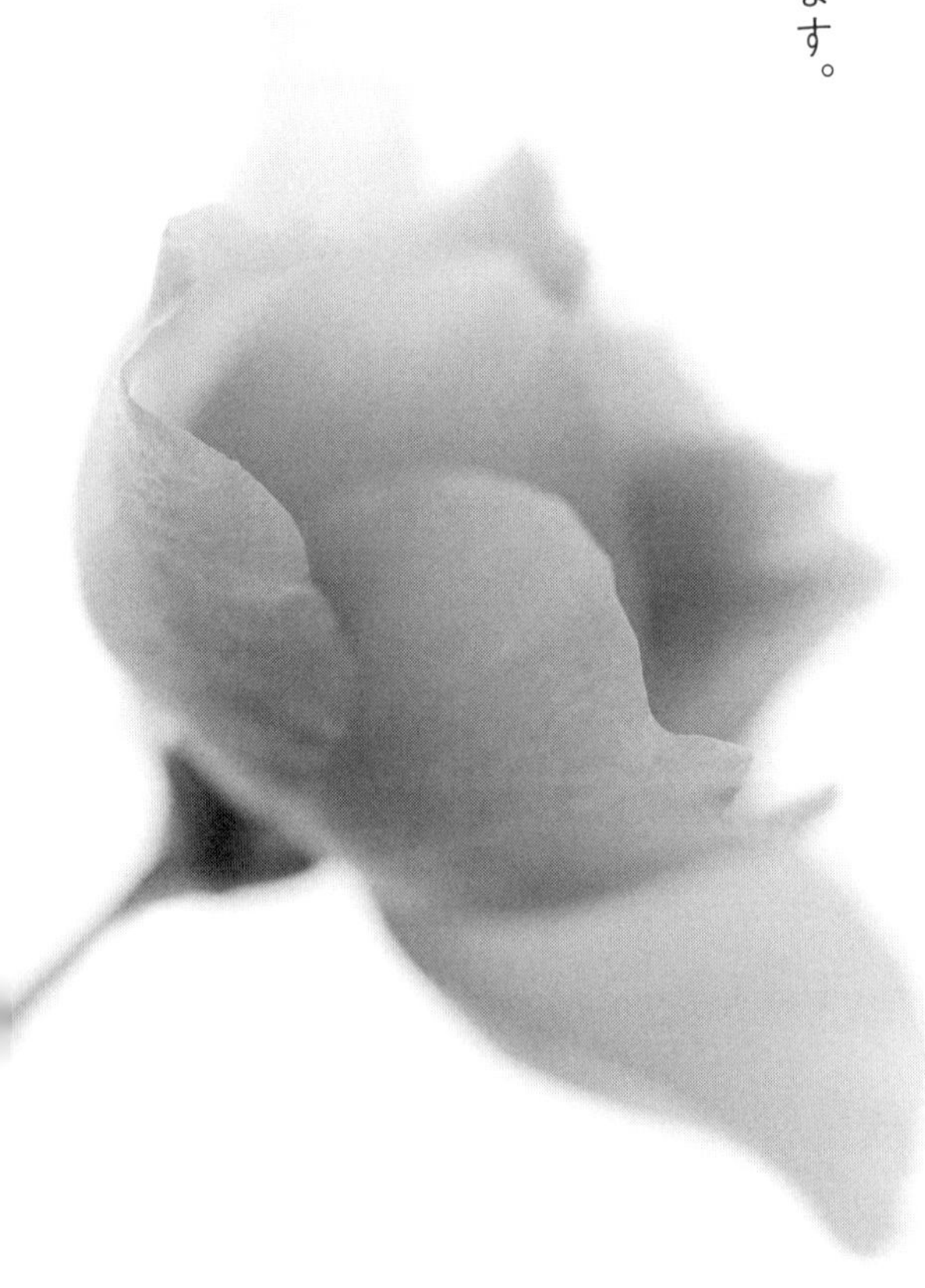

淡い色は、脳を落ち着かせ、副交感神経を優位に。ベージュのほかにも、淡い青や緑でもＯＫです

目から入る刺激は、想像以上に私たちの脳と体に影響を及ぼしています。たとえば、手術着が薄い緑色なのは、目の疲れを和らげる効果があるからです。もし、鮮やかな赤やオレンジの壁の部屋に長時間入れられたら、誰だって気分は落ち着かなくなってくるでしょう。

赤やオレンジなどの派手な暖色系や黒は、脳に刺激を与え、交感神経を優位にしてしまいます。反対に、淡いベージュや淡い青・緑は、脳を落ち着かせ、副交感神経を優位にして、眠りへと導いてくれます。同じことは寝室にもいえます。もしも、あなたの部屋のベッドカバーが派手な色や黒だったら、この機会に淡いベージュに替えてしまいましょう。淡い青や緑でもＯＫです。

本当は、壁やカーテンの色も淡い色のほうがよいのですが、そこまで替えるのは難しい場合もあるでしょう。部屋の中で比較的広い面積を占めるベッドカバーを交換するだけでも、効果があります。シーツと一緒にセットで替えると、統一感もあって、いっそう落ち着くでしょう。

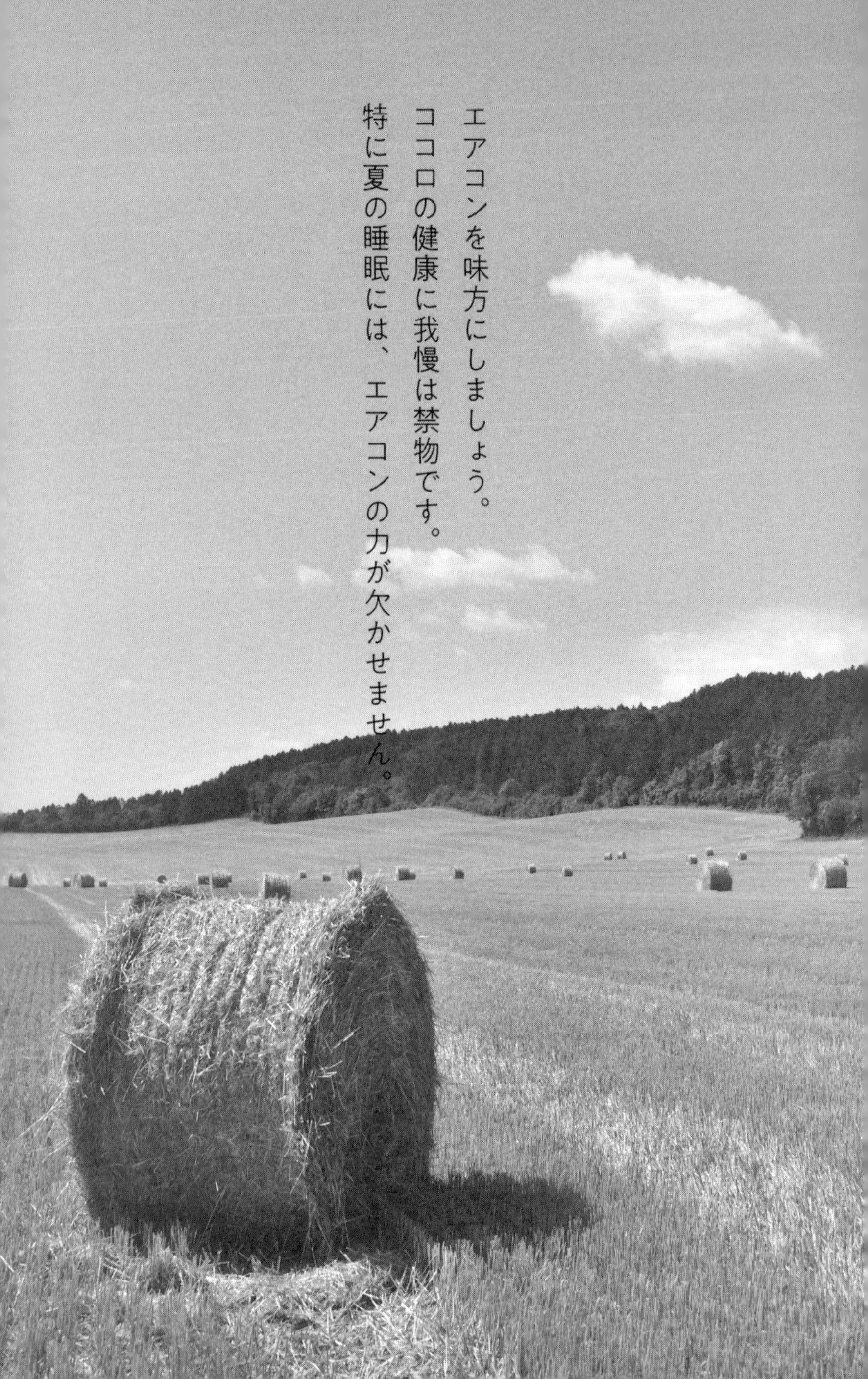

エアコンを味方にしましょう。
ココロの健康に我慢は禁物です。
特に夏の睡眠には、エアコンの力が欠かせません。

極端な暑さや寒さは、ココロと体に大きな負担。エアコンを使って熟睡が正解です

「よく眠れないんです」という患者さんの話を聞いていると、ときどき「体に悪いので、寝るときにエアコンは使っていません」という人がいて、驚きます。真夏の暑さや真冬の寒さは脳と体にかなりのストレスになるので、よく眠れないのであれば、必ずエアコンを使ってください。

ひと昔前は、「エアコンをつけっぱなしで寝るのは体に悪い」といわれていました。確かに冷やしすぎや温めすぎは体に悪いですが、近年のエアコンは温度調節機能が優秀ですから、使ったほうが賢明です。極端な暑さや寒さを我慢していたら、人はなかなか眠れませんし、眠れたとしても熟睡できているわけではないので脳も体も休まりません。こうした日々が続くと、知らず知らずのうちに自律神経が乱れ、ココロと体の調子が悪くなってしまいます。

エアコンを使い続けることに罪悪感を感じてしまう人もいるようですが、ココロが弱りかけているときに我慢は禁物。エアコンを味方につけて、自分をいたわってあげてください。理想の室温は、冬は20度、夏は25度が目安です。

ベットで、スマホは禁止です。
ブルーライトが、
あなたの自律神経にいたずらします。
睡眠が乱れて、ココロが悲鳴をあげることになりますよ。

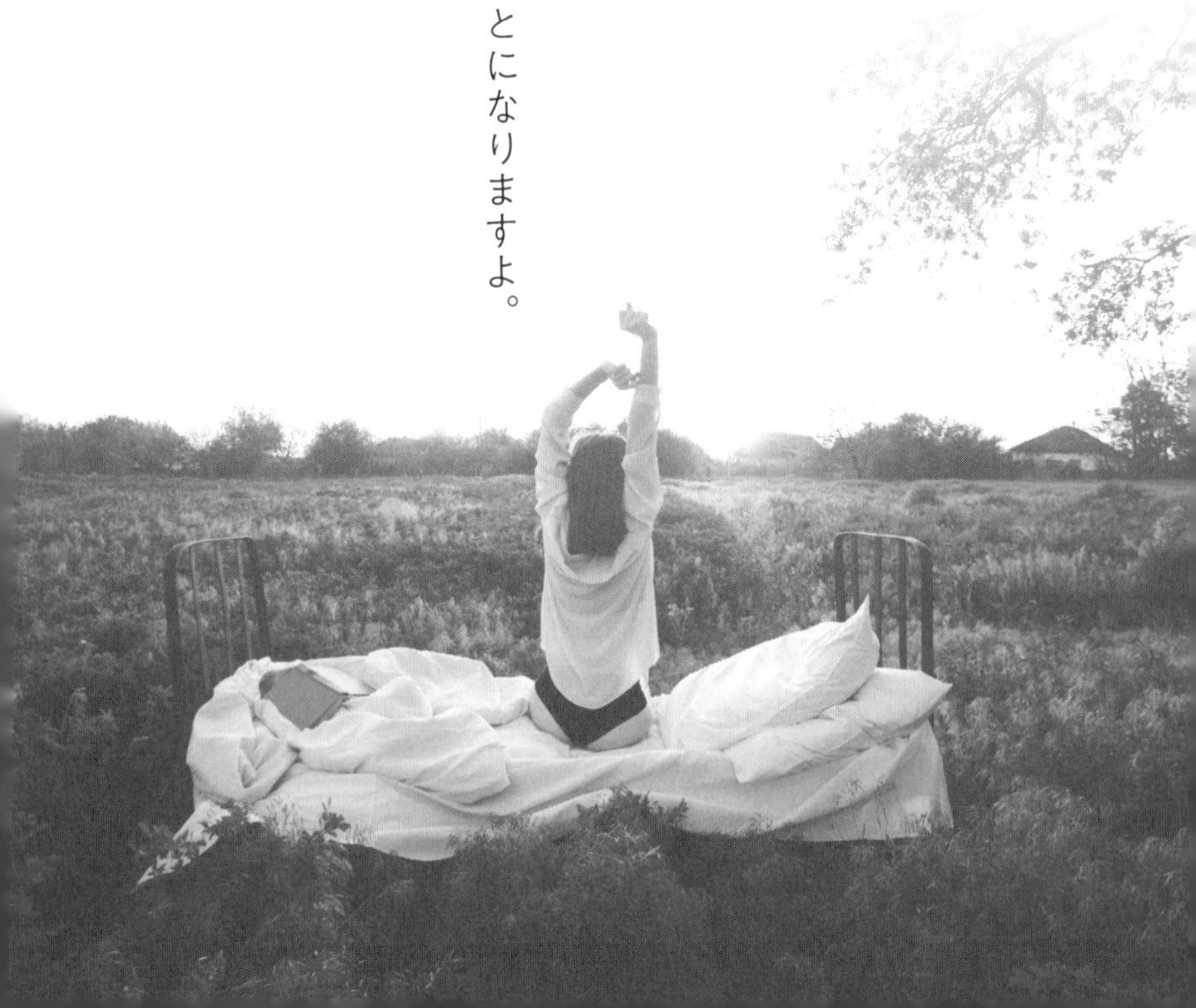

自律神経を乱すスマホやパソコンのブルーライト。遅くとも夜10時には遠ざけましょう

最近、かなり知られるようになってきましたが、寝る前のスマホやパソコンは、自律神経を乱し、睡眠の質を落とします。夜、ディスプレイから発せられるブルーライトが目から入ると、脳は昼間の光と勘違いして、睡眠ホルモンであるメラトニンの分泌を止めてしまうのです。

メラトニンがもっとも分泌されるのは、夜10時から夜中の2，3時頃までです。遅くとも、夜10時になったらスマホやパソコンは手放し、ブルーライトが目に入らないようにしてください。

どうしてもそういうわけにはいかないという人は、パソコンやスマホについているブルーライト軽減機能や、ブルーライトをカットするフィルム・眼鏡などを活用し、できるだけ低い輝度に設定してみましょう。「これで安心」というわけにはいきませんが、何もしないよりは効果が見込めます。

スマホに関しては常に見るのがクセになっている人もいるので、せめてベッドに持ち込むのだけは、やめるようにしましょう。

ココロの状態に影響を与える主なホルモン

本書に登場する主なホルモンは下記の通り。私たちのココロの状態は、ホルモンの分泌によって大きく左右されています。

リラックスしているときに分泌される主なホルモン	
セロトニン	別名“幸せホルモン”。ココロの平穏、安心感、平常心を保つために欠かせない重要なホルモン。
オキシトシン	別名“癒しのホルモン”。スキンシップや信頼関係と関連があり、多幸感を与えてくれる。
メラトニン	別名“睡眠のホルモン”。起床後、光が目に入ってから14〜16時間後に分泌され、眠りを促す。

ストレスを感じたときに分泌される主なホルモン	
コルチゾール	別名“ストレスホルモン”。過剰に分泌されると、うつ病や不眠症を引き起こす。
アドレナリン	別名“闘争のホルモン”。分泌されると血圧が上がり、心臓が活発に働いて血流が上がる。
ノルアドレナリン	別名“やる気ホルモン”。過剰に分泌されると、イライラや不眠、不安感を引き起こす。

その他のホルモン	
ドーパミン	別名“快楽のホルモン”。心地良さを感じさせ、意欲、学習などと関係している。
エンドルフィン	別名“脳内モルヒネ”。苦痛をやわらげ、多幸感を感じさせると考えられている。

すべてのホルモンは、必要なときに適度に分泌されているのがベスト。不足しても過剰に出ても、ココロと体のバランスを崩す一因となります。

3章

うつぬけ「癒し」の習慣

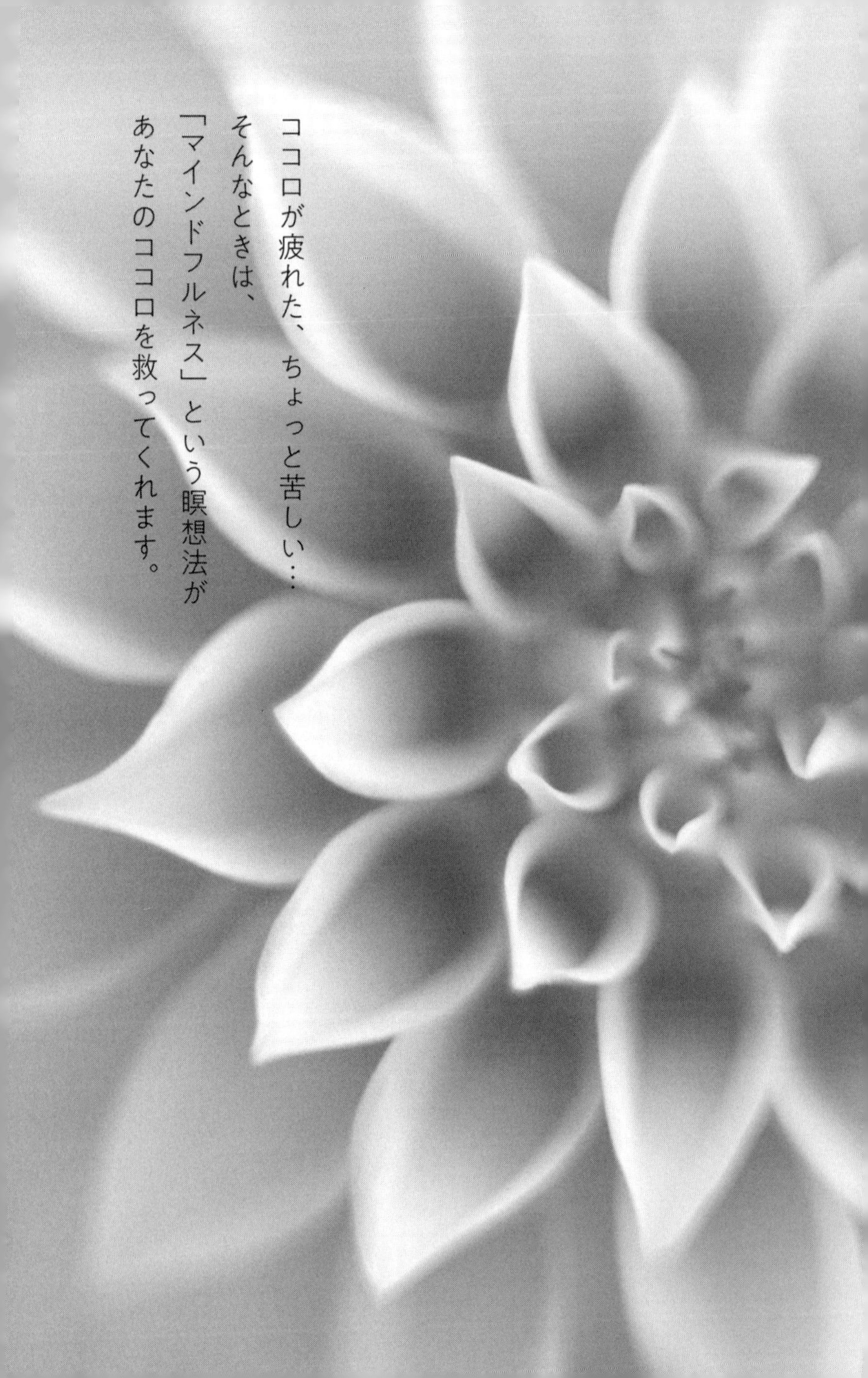

ココロが疲れた、ちょっと苦しい…

そんなときは、

「マインドフルネス」という瞑想法が

あなたのココロを救ってくれます。

いま現在に集中する「マインドフルネス瞑想」で、脳とココロに最高の休息を

「マインドフルネス」という言葉は、皆さんも聞いたことがあるのではないでしょうか。これは、過去や未来にとらわれずに、いま現在に集中することを意味しています。「マインドフルネス瞑想」とは、呼吸などに意識を向けることで、いまという瞬間だけを見つめる瞑想法です。余計なことを考えなくてすむため、脳にとって最高の休息になり、あなたの疲れたココロを癒します。ストレスがたまっていると感じたら、一度試してみてください。

まず、足の裏がちゃんとつくイスに腰かけ、背もたれによりかからず、普通に背筋を伸ばします。足はラクに軽く開き、両手は太ももの上に自然におきましょう。あとは目を軽く閉じて、自分の呼吸に意識を集中。呼吸をコントロールしようとするのではなく、自然な呼吸を続けながら、お腹の膨らむ感じや鼻の下の息が通る感覚などをただ感じましょう。

本当に呼吸に集中していると、頭はそれ以外のことを考えなくなり、気持ちが落ち着いていきます。1日5分でよいので、毎日続けると、より効果的です。

1粒のレーズンが、ココロを救うこともあります。
過去を後悔したり、未来を心配したり。
そんなココロを「いま」に戻して安定させてくれます。
「マインドフルネス・イーティング」という瞑想法です。

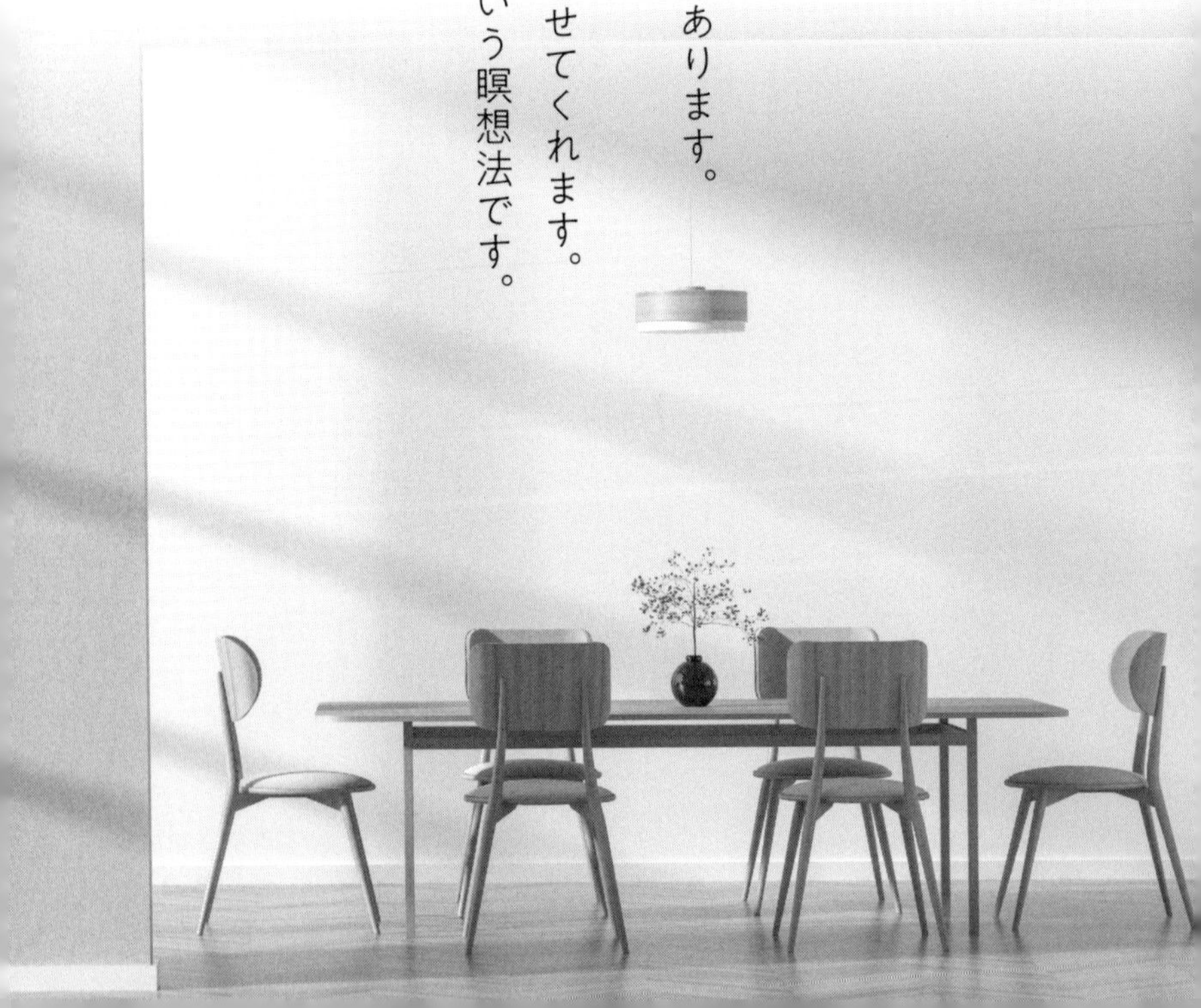

瞑想が苦手な人でも集中しやすい、「マインドフルネス・イーティング」

マインドフルネス瞑想や座禅などがココロに良いことがわかっていても、〝何も考えない〟というのは、慣れないうちは難しいかもしれません。そこで、どうしても雑念がわいてきてしまうという方には、「マインドフルネス・イーティング」をおすすめします。

やり方は、ある意味、簡単です。まず、1粒の干しぶどうを用意します。それを指でつまみ、手のひらに乗せて、その感触や匂い、見た目などをじっくり観察して感じとります。匂いも嗅いでみましょう。それから口に入れ、最初は噛まずに、舌の上で転がし、口の中で感触や味を感じとります。ゆっくりと噛んで、食感、味や風味の広がり方をじっくり味わったら、最後に飲み込んで、のどの奥から食道、胃へと通過していく感覚に意識を向けてください。

この間、脳は視覚・聴覚・嗅覚・味覚・触覚に集中することで、過去の後悔や未来の不安、考えても仕方がない悩み事などから離れることができます。じっくり時間をかけて、五感を研ぎ澄ますように行ってみてください。

うつうつしてきたら、腹式呼吸です。
深い呼吸を意識することで、
副交感神経が優位になっていきます。
ほら、ひと呼吸ごとに
ココロがほぐれていくのがわかりますよね。

腹式呼吸で横隔膜を上下させると、自律神経が整い、リラックスできます

　ココロが乱れているとき、脳では〝ストレスホルモン〟と呼ばれるコルチゾールが分泌され、呼吸が浅く、早くなっています。副交感神経が優位になっていて、ココロも体も緊張状態にあるのです。

　そんなときは、できるだけゆっくりと、深く、腹式呼吸をしてみましょう。お腹を膨らませたりへこませたりすることで横隔膜を上下させる呼吸法です。

　一般的に女性は、普段は肩を上下させ、肋骨を横に広げて空気を肺に入れる胸式呼吸を行っています。腹式呼吸に切り替えると、自律神経が周囲に密集している横隔膜が上下に動くことで副交感神経が優位になり、体もココロもリラックス状態に向かうのです。脳内では〝幸せホルモン〟であるセロトニンが分泌され、気持ちも落ち着いてくるはずです。

　腹式呼吸は、吸う息ではなく、吐く息を意識して行ってみてください。特に最初は、無理に長く吸ったり吐いたりしようとせず、自分のペースで行うところからはじめてみるとよいでしょう。

笑えない心境かもしれませんが、
そんなときこそ、口角を上げて、
無理して笑顔を作りましょう。
ぎこちなくてもかまいません。
その笑顔に脳は騙され、「楽しい」と勘違い。
幸せホルモンを分泌させます。

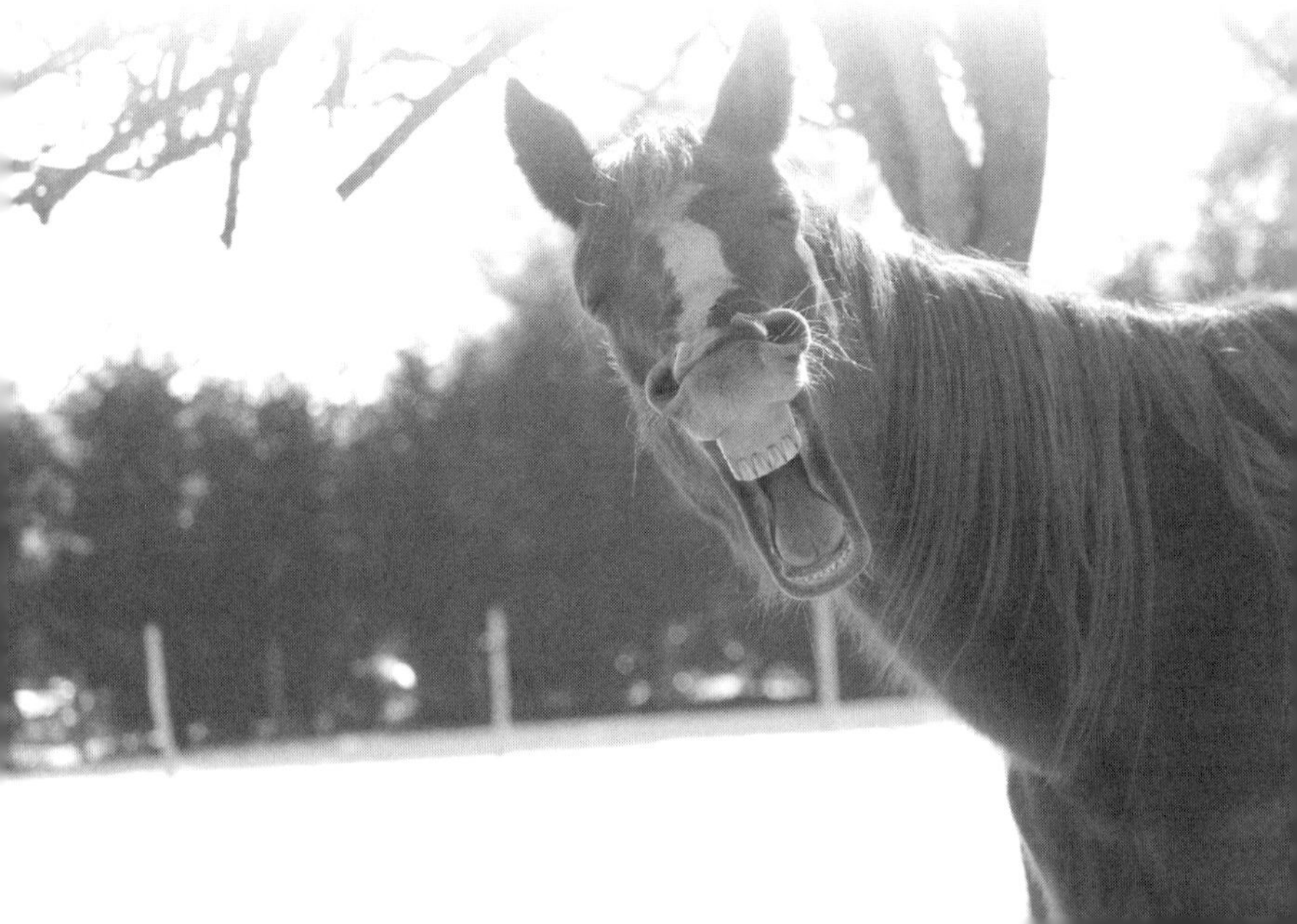

作り笑いでも口角を上げれば、エンドルフィンが分泌され、幸福感が生まれます

気分が落ち込んできたとき、イライラしたとき、ストレスがたまってきたなと感じたとき、いつでもどこでもすぐにできる、もっとも簡単で便利な解決法を伝授しておきましょう。

それは、口角を上げること。笑顔を作るだけで、脳が「楽しい」「うれしい」と勘違いし、〝幸せホルモン〟のセロトニンや、エンドルフィンというホルモンが分泌されるのです。エンドルフィンは脳内でモルヒネのような働きをするホルモンで、痛みやストレスを和らげ、幸福感をもたらす効果を持っています。

驚くべきは、口角を上げることの効果の大きさ。イギリスのある研究によると、笑顔を作ることで得られるエンドルフィンの量は、なんとチョコレートバー2000個分に匹敵するといわれているのです。

「人は幸福だから笑うのではない。笑うから幸福になるのだ」というフランスの哲学者の言葉がありますが、これは科学的にも正しかったわけです。作り笑いでも、ぎこちない笑いでも問題ありません。くっと口角を上げてみましょう。

お気に入りのアロマオイルを見つけましょう。
自然由来の香りが、自律神経とホルモンの働きにとてもいい影響をもたらします。
疲れたココロを、アロマが癒してくれるのです。

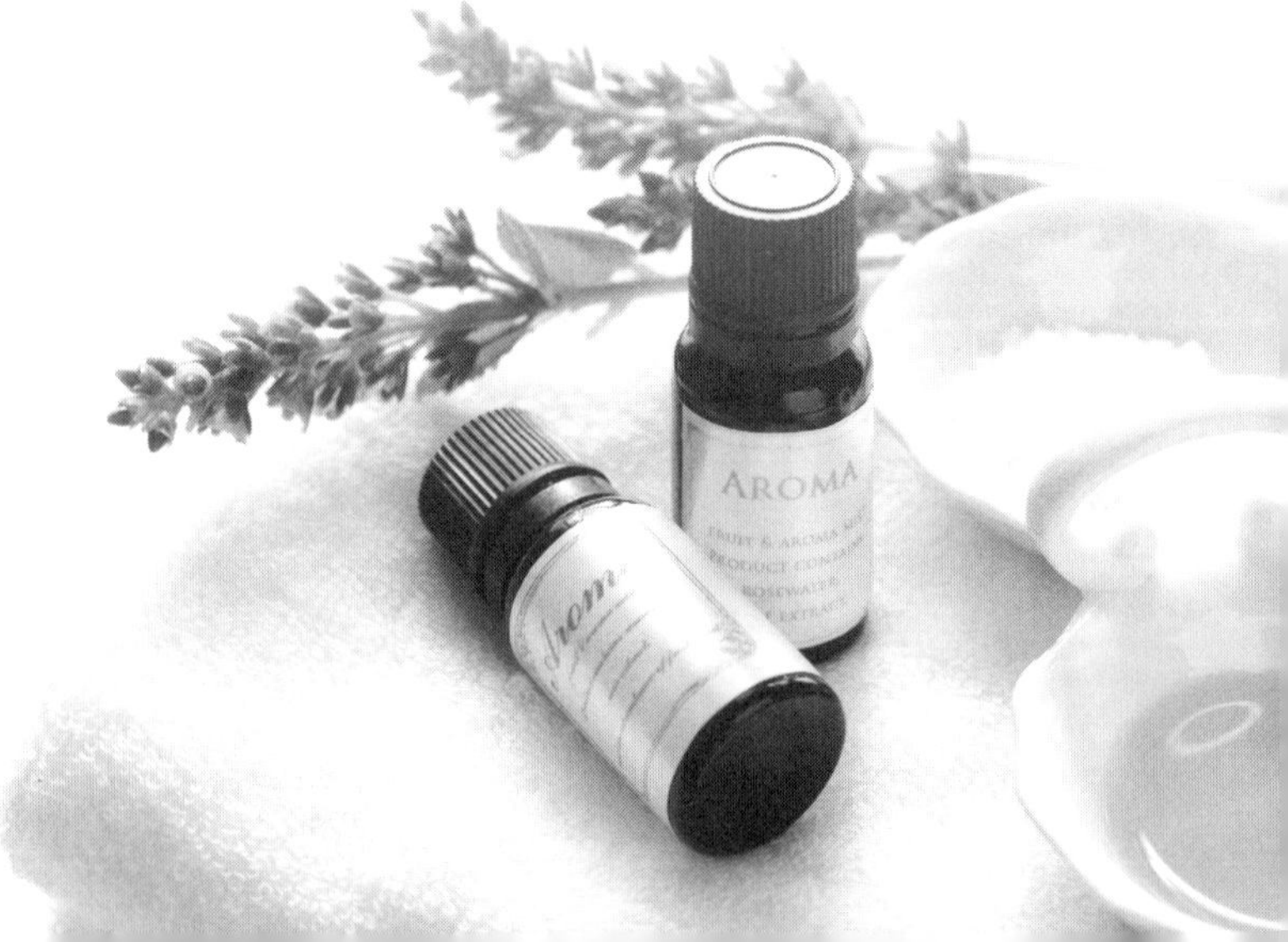

ラベンダー、カモミール、ジャスミン、ローズ…アロマの効果には、科学的理由があります

良い香りに癒し効果があることは、皆さんもなんとなく実感があるのではないでしょうか。でも、それは単なる気のせいではありません。アロマが疲れたココロに効果があるのは、ちゃんとした科学的理由があります。

自然由来のアロマの香りを嗅ぐと、嗅覚が刺激され、脳内に信号が送られます。これが、感情をつかさどる大脳辺縁系や、自律神経をコントロールする視床下部に伝わり、ホルモンの分泌などにも影響を与えます。その結果、副交感神経が優位になり、ストレスが軽減され、リラックス効果が生まれるのです。

たとえば、ラベンダー、カモミール、ジャスミン、ローズなどは、リラックス効果が高いといわれています。香りは人によって合う合わないがあるので、花の香り、柑橘類の香り、木の香り、ハーブ系の香り、スパイスの香りなどの中から、自分に合う香りを楽しみながら探してみてください。

お気に入りのアロマが見つかったら、リラックスしたいときにそっと嗅いだり、オイルに混ぜて自分でマッサージしたりして、ココロと体を癒しましょう。

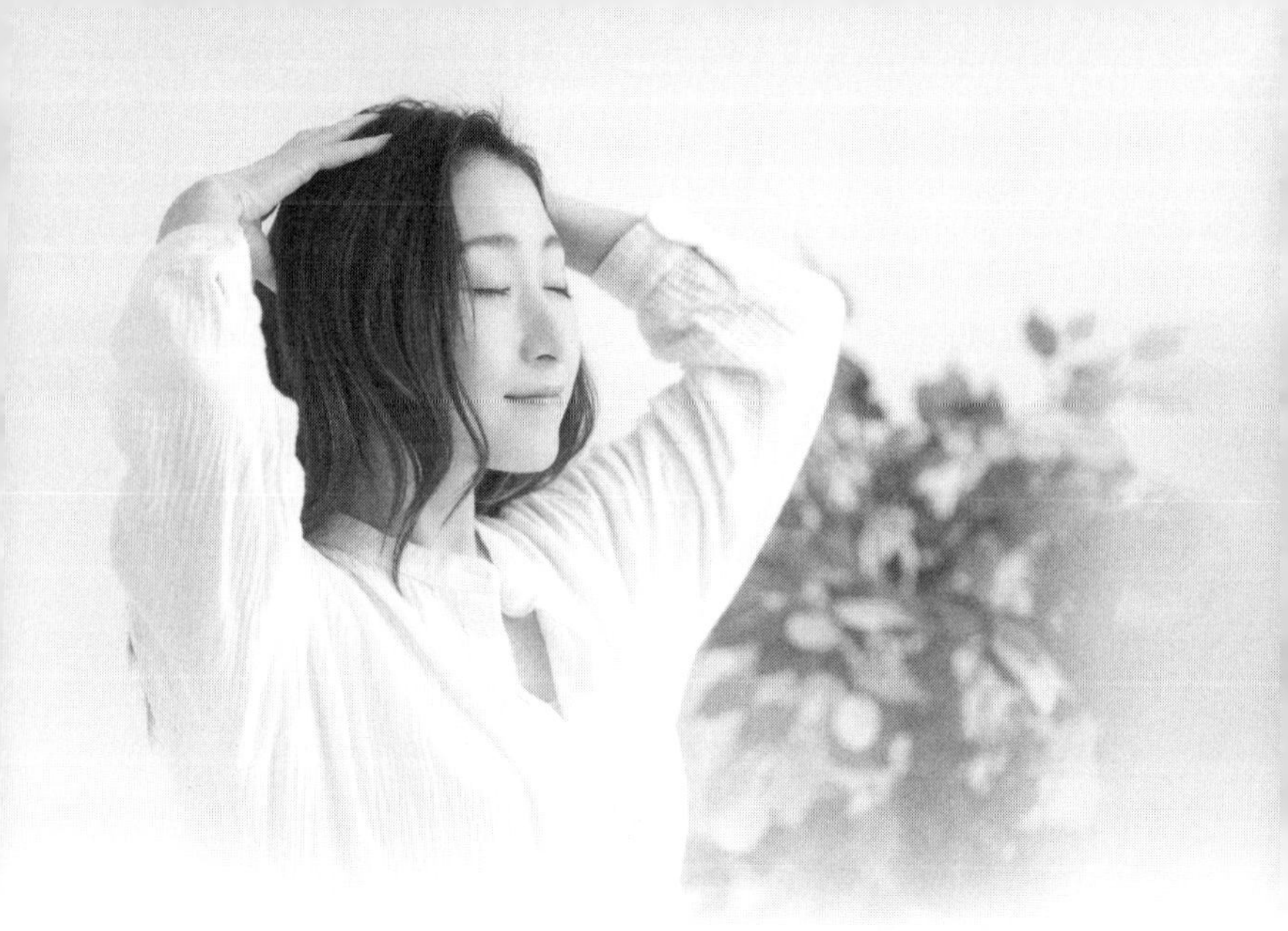

頭皮のマッサージは、いいことずくめ。
髪に艶とハリが出てきますが、
実は、それはココロにも。
脳への血流がアップして、
前向きな気持ちが生まれてきます。
ホントですよ。

脳の血流を良くする頭皮マッサージには、育毛と自律神経を整えるダブル効果が

育毛効果がうたわれている、頭皮マッサージ。実は、自律神経が乱れがちな人を癒す、おすすめのセルフケアでもあります。

日常的にストレスにさらされていたり、長時間デスクワークを続けたりしていると、自律神経が乱れ、交感神経が上がりっぱなしになります。すると、肩から上の血流がどんどん悪くなって、頭がぼーっとしたり、首こり、肩こりなどの不調が起こってきます。結果的に、本人も気づかないうちに仕事の効率が落ち、ココロも沈んでしまいがちです。

そんな症状に心当たりがある方は、たまに仕事の手を休めて、頭をマッサージしてみてください。ただ頭皮に指の腹を立てて、ぐしゃぐしゃともみほぐすだけでＯＫです。

頭にはたくさんのツボが集中しているので、適当に動かすだけでツボも刺激できます。頭の血流が良くなり、首まわり、肩まわりもスッキリします。視界も明るくなって、気持ちも前向きになってくるはずです。

スキンシップは幸せの近道です。
自分で自分の肌を優しくさするだけでいいのです。
「オキシトシン」というホルモンが分泌されて、
やがて、　幸福感に包まれます。

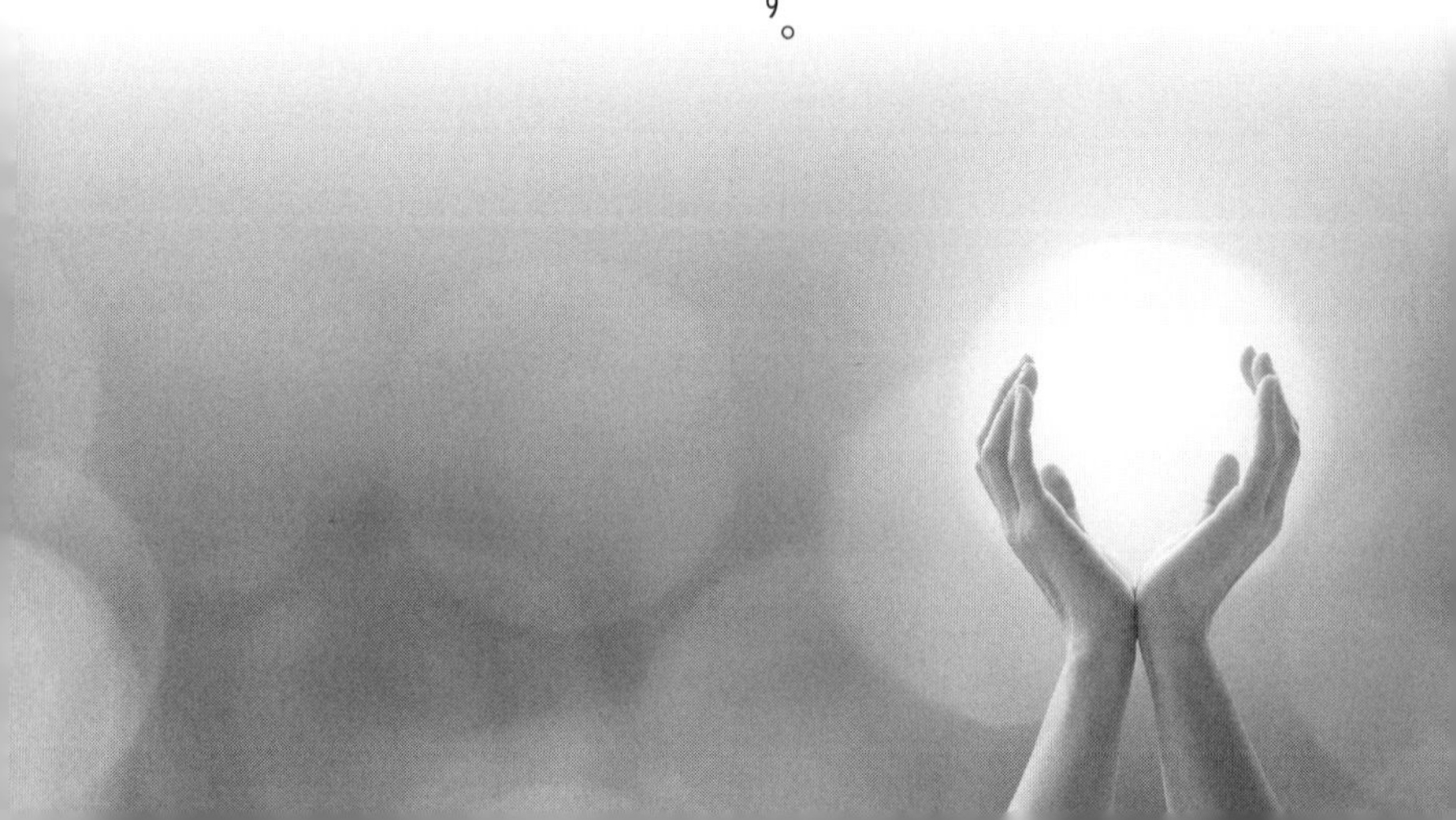

1秒間に5センチ進む、ゆっくりとしたスピードで、5分ほどさすってください

私たち人間にとって、家族や恋人など、愛する人とのスキンシップは最高の癒し。でも、実は自分で自分の肌を優しくさするだけでも癒し効果があります。手や腕、首筋などを5分ほどさすっていると、気持ちがやわらぎ、リラックスできるのです。

コツは、1秒間に5センチほど動かす、ゆっくりしたスピードでさすること。私たちの皮膚にはC触覚線維という神経が走っていて、心地良さを感じると脳に信号が送られ、リラックスへと導かれます。このC触覚線維がもっとも反応するスピードが、1秒間に5センチほどの動かし方なのです。自分でさするときは、オイルやパウダーを使ってすべりをよくするとよいでしょう。

また、5分ほど続けていると、〝愛情のホルモン〟とも呼ばれるオキシトシンが分泌し、幸福感が高まります。オキシトシンは、ストレスホルモンの血中濃度を下げる働きもあるので、痛みを感じている場所や疲れている部分をさすっていると、体も癒されるのです。

泣くとスッキリしますよね？
ちゃんと理由があるんです。
涙には、ストレスホルモンを減らす力があります。
泣けると評判の映画を観て、
泣いちゃいましょう。思いっきり！

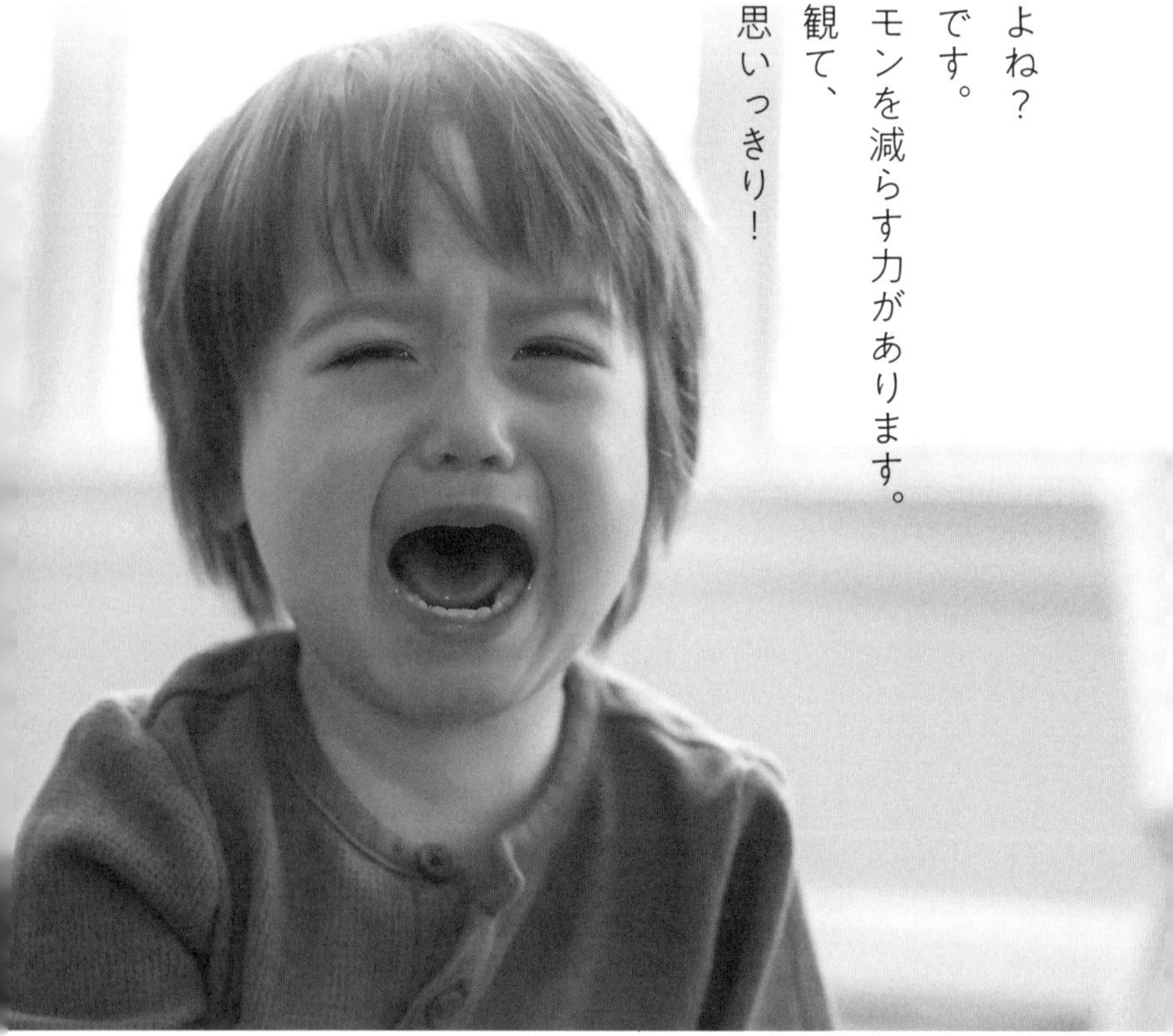

週に1度の〝涙活〟で、〝ストレスホルモン〟のコルチゾールを減少させましょう

思いきり泣いたあと、妙にココロが落ち着いてスッキリした気分になったという経験は、誰にでもあるのではないでしょうか。これにはちゃんと理由があり、科学的にみても、泣くことはココロの健康維持のために役立っていると考えられています。

泣いたあと、私たちの気持ちがスッキリするのは、涙にストレスホルモンのコルチゾールを軽減させる作用があるからです。さらに、泣くと副交感神経が優位になるため、ココロも体もリラックス状態になることもわかっています。

特に、大人になると涙を流す機会は減ってしまうので、週末など、定期的に泣ける映画やドラマなどを観て、思いきり涙を流すのはとても良い習慣だと思います。

コロナ禍では、外出自粛で運動や旅行など、ココロをリフレッシュさせる手段が思うようにとれません。今までできていたことができなくなったストレスもたまっていると思うので、ぜひ〝涙活〟で気持ちをスッキリさせてください。

大きなため息を、ひとつ。
それでココロが軽くなることもあります。
いっぱいになったストレスを
ぜんぶ吐き出すように、
大きなため息を、ひとつ。

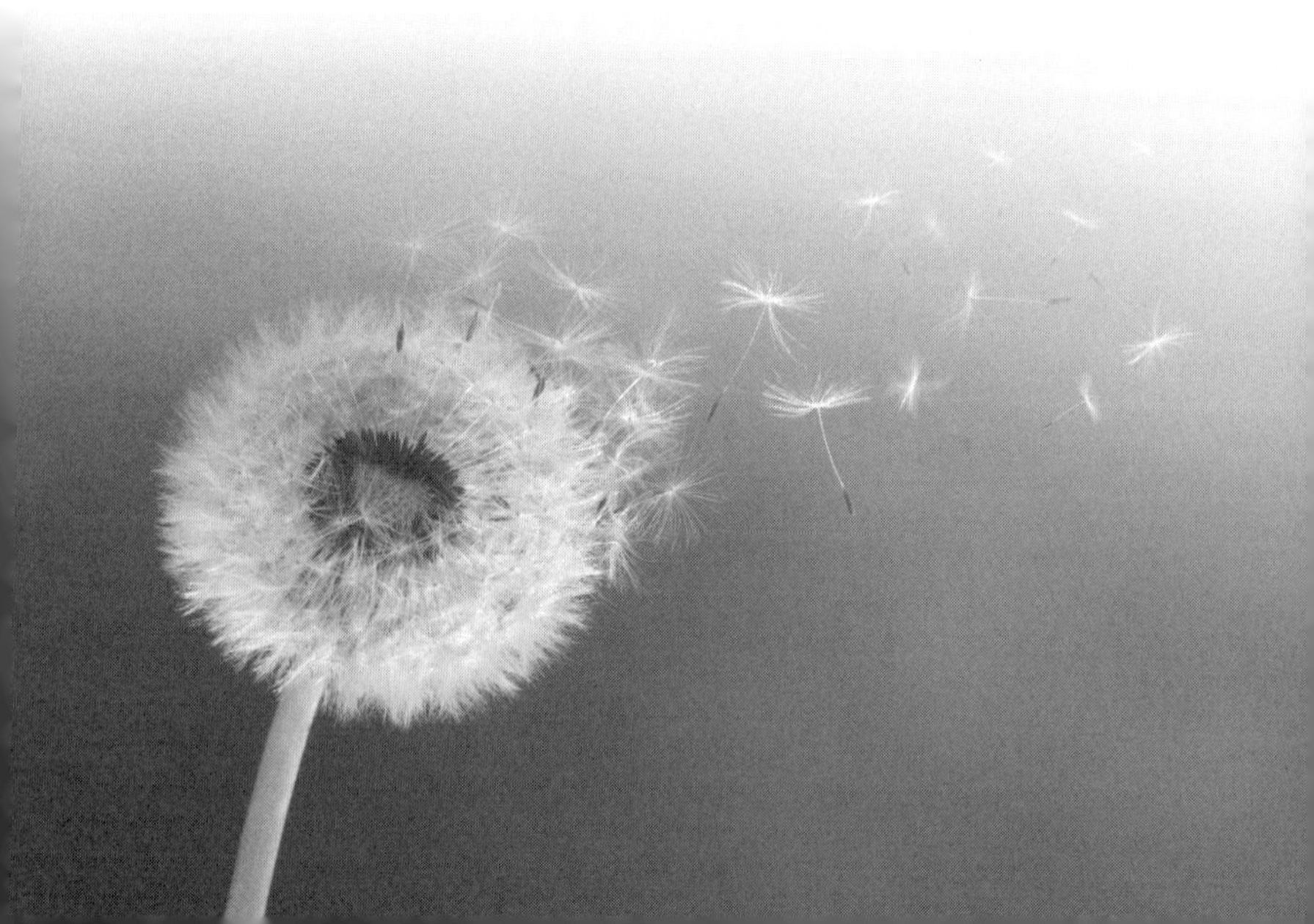

ストレスを感じると呼吸が浅くなります。大きなため息で、深い呼吸を取り戻せます

ここでちょっと、自分の呼吸を確認してみてください。しているかしていないかぐらいの、とても浅い呼吸になっていませんか。

人は強いストレスを感じると、体が緊張して筋肉がこわばり、呼吸が浅くなります。さらに体は酸素不足を解消しようと心拍数と血圧を上げるため、ココロも体もどんどん緊張が増していきます。

そんなときは、何も考えずに、大きなため息をついてみてください。しっかり吐き出すことで、吸う呼吸も大きくなり、浅くなりすぎていた呼吸をリセットできます。お腹を膨らませたりへこませたりしながら、しばらくゆっくり腹式呼吸を続ければ、副交感神経が優位になり、さらに緊張がとれるでしょう。

注意してほしいのは、ため息さえも思うようにつけなくなっているとき。うつ状態が強くなってくると、エネルギーがなくなって、息を大きく吐き出すことさえできなくなる場合があるのです。そんなときは、サポートが必要です。一度、心療内科などの医療機関を受診してみましょう。

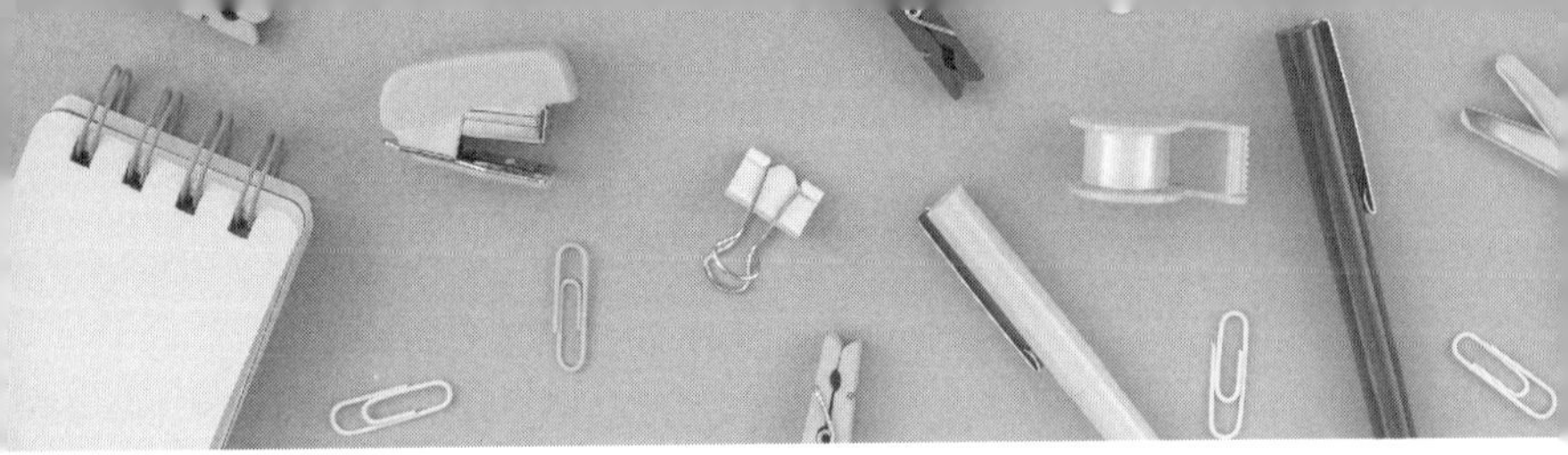

文房具や手帳、
スマホカバーやマグカップなど、
デスクまわりに青色のものを置きましょう。
青は〝幸せホルモンを増やす色〟なんです。

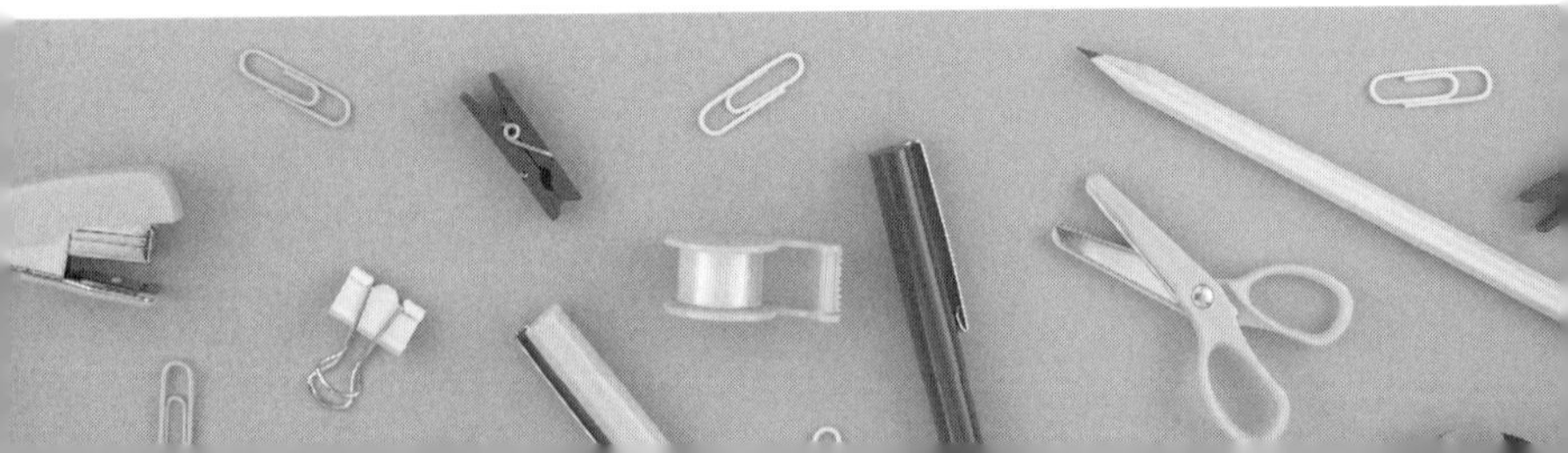

目から入ってくる情報は、ココロや思考に大きく影響します。

気分がうつうつとしてくると、物事に集中できず、仕事も勉強も思うようにはかどらなくなってしまいます。そうした状況を少しでも防ぐために、日頃から、よく使う文房具類やデスクまわりの雑貨は、青色のものを選ぶようにしておくとよいでしょう。

目から入ってくる色は、人のココロや思考に大きな影響を与えています。たとえば、青色を眺めていると、〝幸せホルモン〟のセロトニンが分泌され、ココロが落ち着き、集中力は高まります。反対に、赤色を眺めていると、脈拍や血圧が上がり、不安感や攻撃性が増すのです。

もちろん、青空にも同じ効果が期待できるので、天気の良い日であれば、仕事や勉強の合間に、窓から青空を眺めるのも良いリフレッシュ方法です。

ちなみに、セロトニンが分泌されると欲求が抑えられることから、食欲が収まり、過食を防ぎます。食事の際も、テーブルクロスやランチョンマット、皿などを青色にすると、ダイエット効果も期待できます。

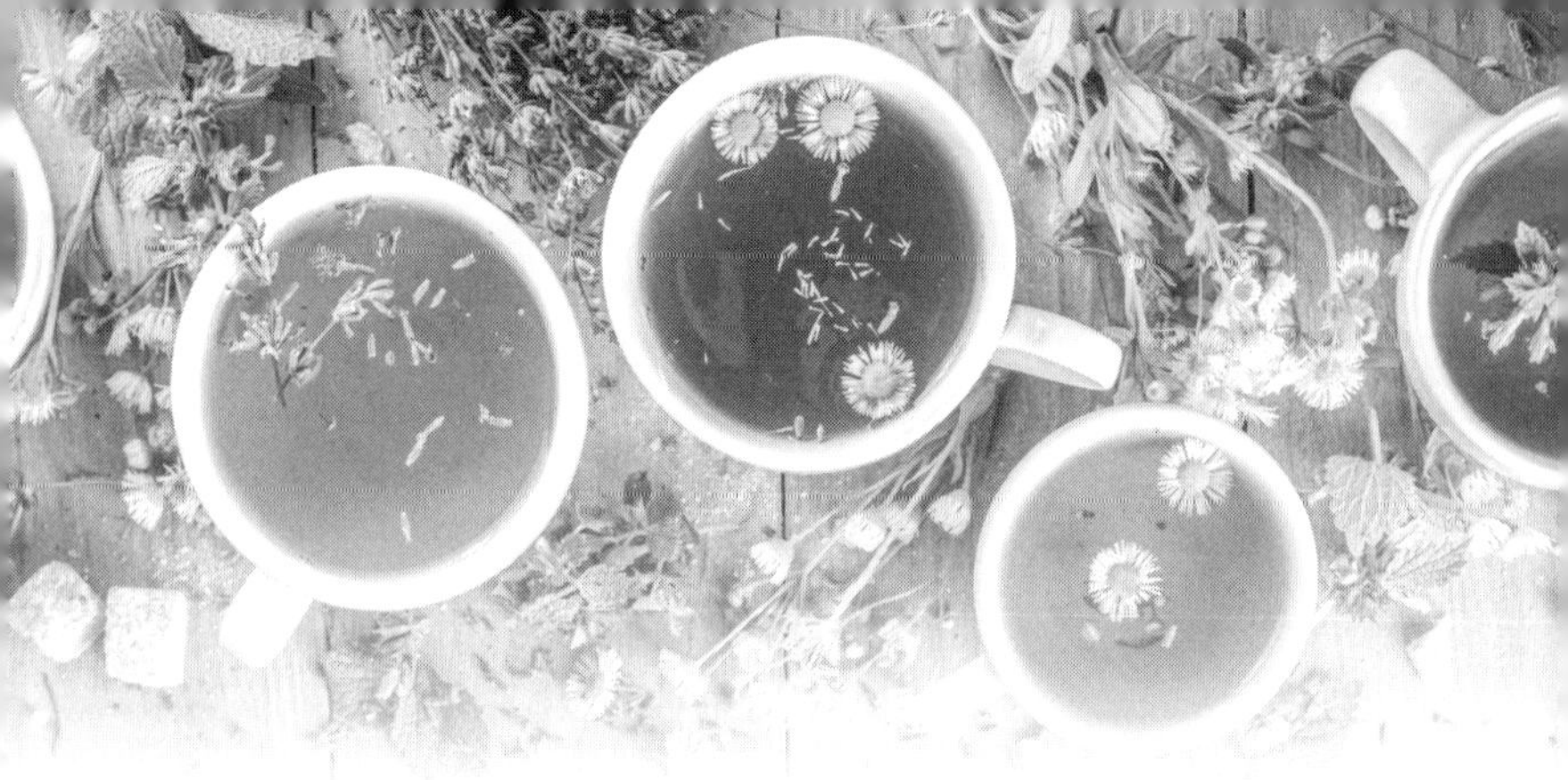

カモミールティー、ジャスミンティー、
ミントティー。
ハーブティーには、
ココロを癒す薬効があります。

好みのハーブティーは、自律神経を整え、高いリラックス効果をもたらします

ココロが敏感で疲れやすい人は、香り高いハーブティーを常備しておきましょう。いろいろな種類がありますが、ココロを癒す効果が高いおすすめのハーブは、ジャスミン、カモミール、ミントの3つです。

ジャスミンは「茉莉花《まつりか》」といって、漢方の生薬としても使われています。ベンデルアセテートという香り成分が脳に作用し、自律神経を整える効果が期待できます。

カモミールは、ヨーロッパなどで広く薬用植物として活用されてきたハーブです。飲むと脳内でα波が現れることがわかっていて、リラックス効果をもたらし、睡眠障害にも効果があるといわれています。

ミントは、解熱・発汗、胃を健康に保つなどの効果があるとされ、やはり古くから使われてきた生薬のひとつです。ドーパミンの分泌を高める働きがあり、イライラを鎮め、ココロを落ち着かせてくれることがわかっています。

味と香りがあなたの好みに合えば、かなり効果を発揮してくれるはずです。

「百会」「曲池」「合谷」「労宮」。
ココロに効くツボの名前です。
不安や落ち込みを感じたら、
これらのツボを押してください。

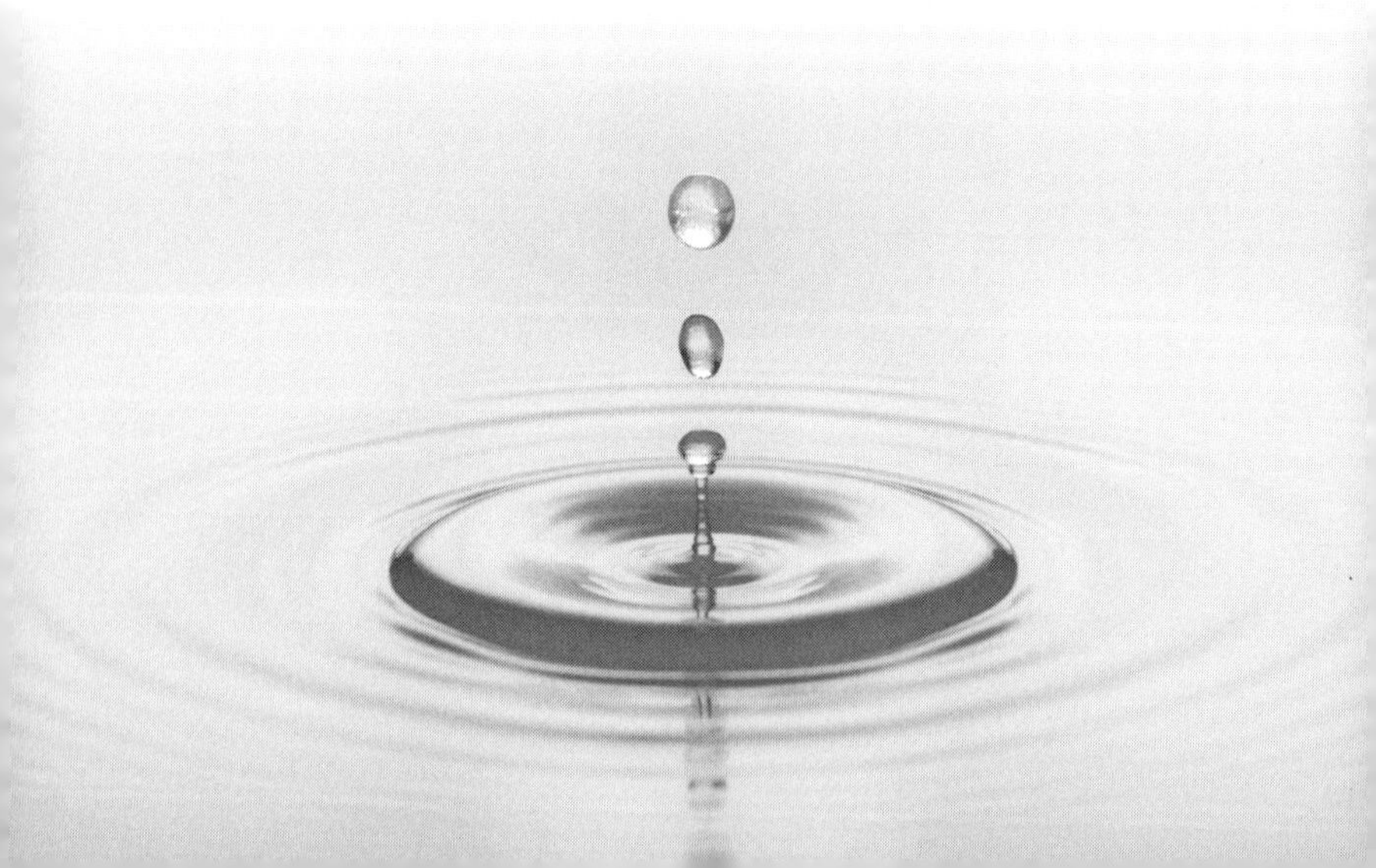

痛気持ちいい強さで5秒押して5秒休む。これを何度か繰り返します

ツボの刺激はうつ病治療の選択肢のひとつとして、多くの医師が注目しています。自律神経とココロに効く代表的な4つのツボを紹介しておきましょう。

□百会《ひゃくえ》……頭のてっぺん。両耳の付け根の延長線上。
　全身の気の流れを司り、自律神経を整えるもっとも重要なツボ。

□曲池《きょくち》……肘を曲げたときにできるシワの外側にあるくぼみ。
　自律神経を整え、自然治癒力を高める。

□合谷《ごうこく》……手の甲の親指と人差し指の間、やや人差し指側のへこんだ部分。
　うつやストレス、頭痛、めまいなどに効果がある。

□労宮《ろうきゅう》……手を握ると中指の先があたる、手のひらのもっともくぼんだ部分。
　ココロの疲れを癒し、副交感神経を優位にするツボ。

痛気持ちいいと感じる強さで5秒押し、5秒休む。これを何度か繰り返すうちに、だんだんとココロと体の緊張がほぐれていくはずです。

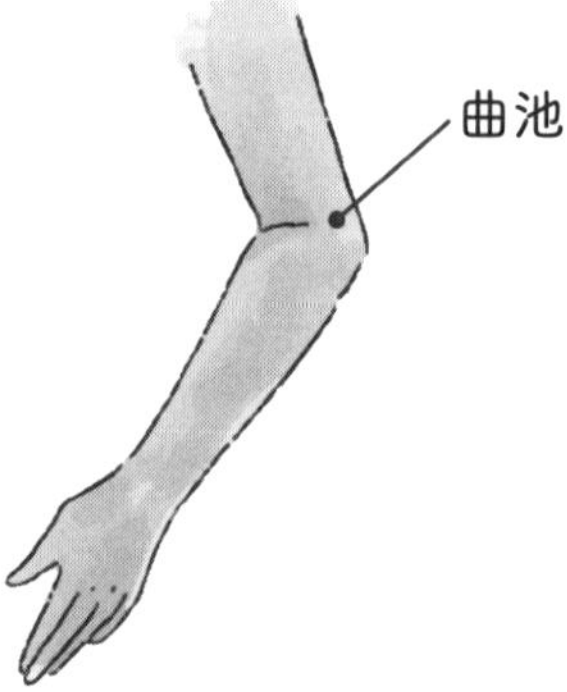

自律神経を整え、自然治癒力を高めるツボです。
肘を曲げたときにできるシワの端にあります。
押したときに痛みを感じるところです。

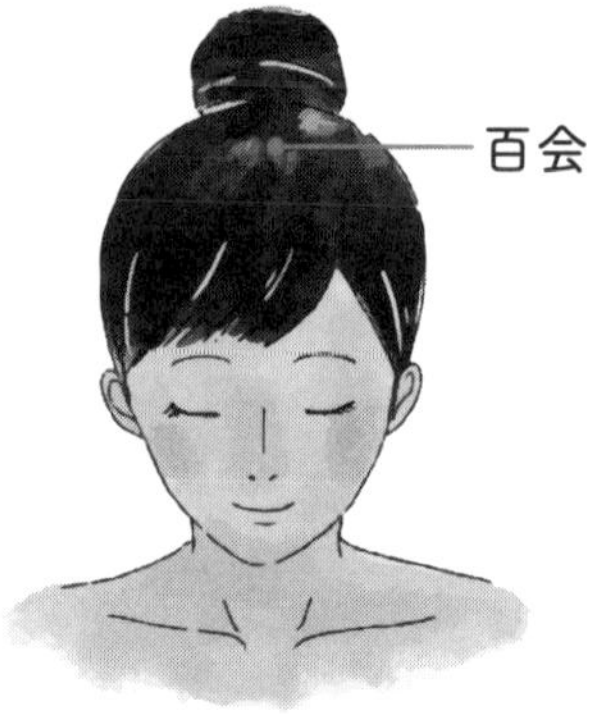

頭のてっぺんにある、自律神経を整えるツボです。
左右の耳の穴を結んだ線と、顔の真ん中を通る線が交わるところにあります。

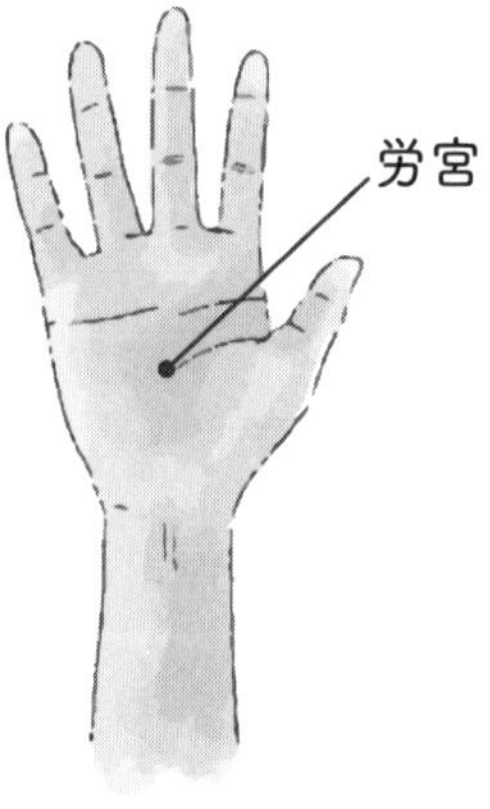

ココロの疲れを癒し、副交感神経を優位にするツボです。
手を握ると中指の先があたる、手のひらのもっともくぼんだ部分にあります。

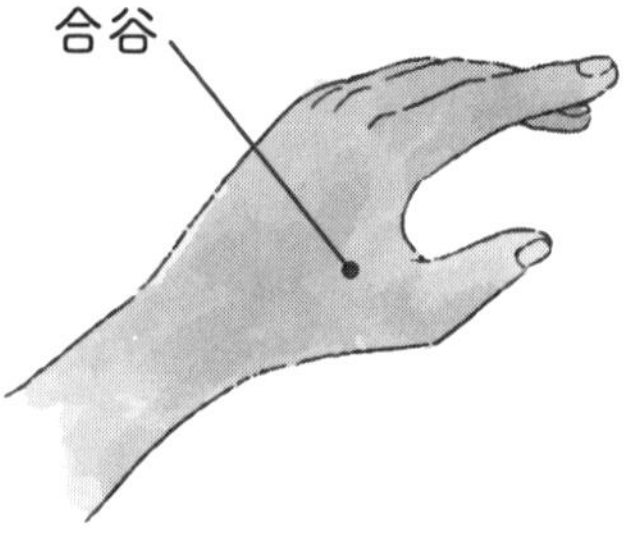

うつやストレス、頭痛、めまいなどに効果があるツボです。
手の甲の親指と人差し指の間、やや人差し指側のへこんだ部分にあります。

4章

うつぬけ「暮らし」の習慣

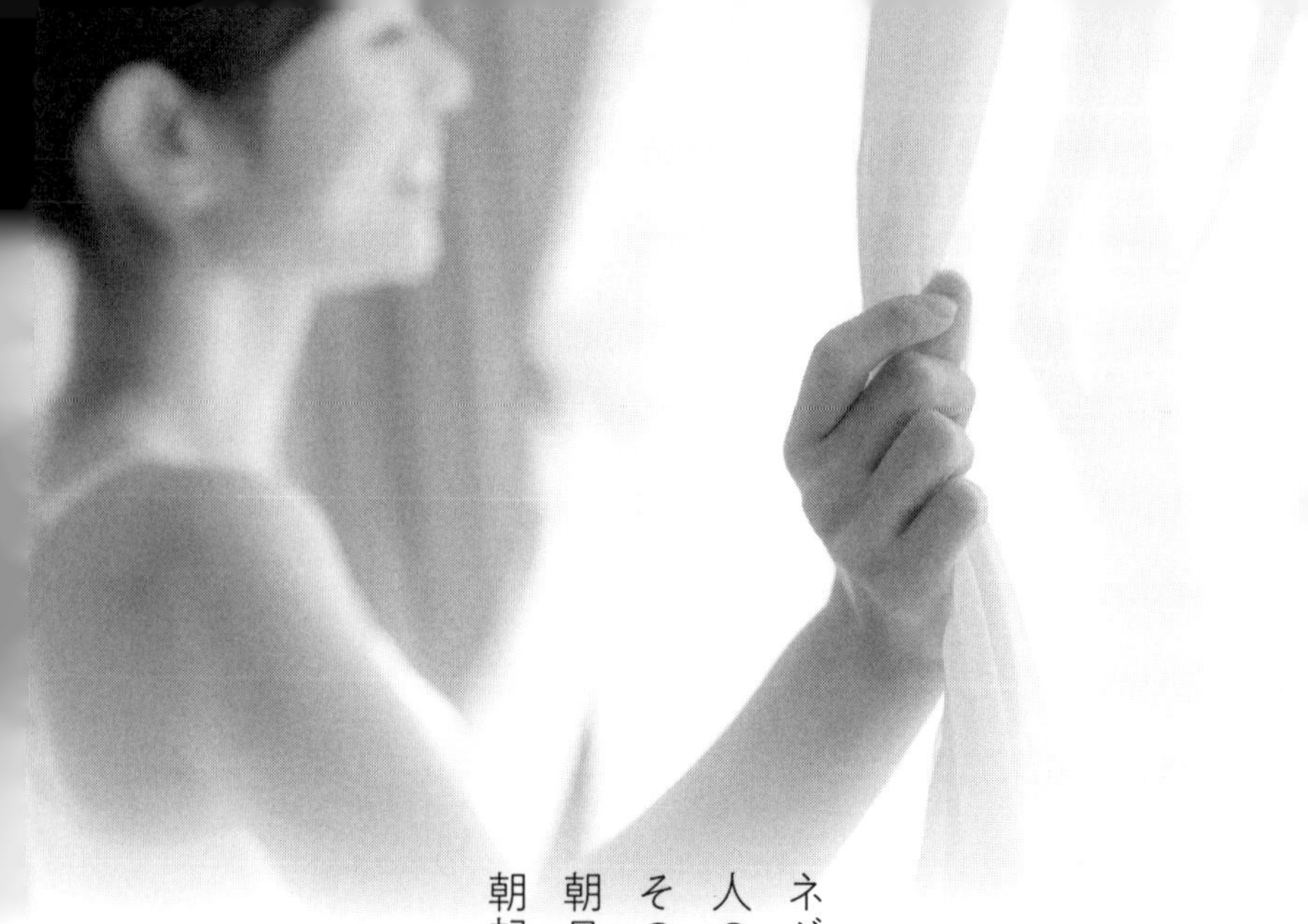

ネジ巻き時計の針が遅れてしまうように、
人の体内時計もちょっとずつズレてしまいます。
そのズレを放っておくのは、ココロによくありません。
朝日を浴びて、体内時計をリセットしましょう。
朝起きたら、まずカーテンを開けてください。

人の体内時計は1日約25時間。1日24時間にリセットする必要があります

朝気持ち良く目覚め、夜ぐっすり眠るためには、私たちに備わっている体内時計を上手にコントロールする必要があります。不思議なことに、人の体内時計は1日約25時間になっているため、自然に任せていると、毎日寝るのが少しずつ遅くなり、朝目覚める時間も遅くなっていきます。

こうした体内時計のズレは、徐々に大きくなり、睡眠の質を落とす要因となって、ココロの状態に悪影響を及ぼします。ですから私たちは、毎日体内時計を1日24時間にリセットする必要があるのです。

その強力な助っ人が、太陽光です。朝起きて日の光を浴びると体内時計はリセットされ、毎晩同じ時間にちゃんと眠くなる理想的なリズムが刻めるようになります。毎朝できるだけ同じ時間に起き、真っ先にカーテンを開け、たっぷり太陽光を浴びてください。最低でも5分、できれば30分ぐらい浴びたいところ。朝起きてからの身支度や朝食をできるだけ窓際でとるなど、朝の過ごし方を工夫してみてください。

脳を休ませることも大切です。
もっとも効果的なのは、
週に一度の「スマホ断食」。
不安になるかもしれないけれど、
ぐっと我慢してみましょう。
大丈夫、いいことしか起こりませんから。

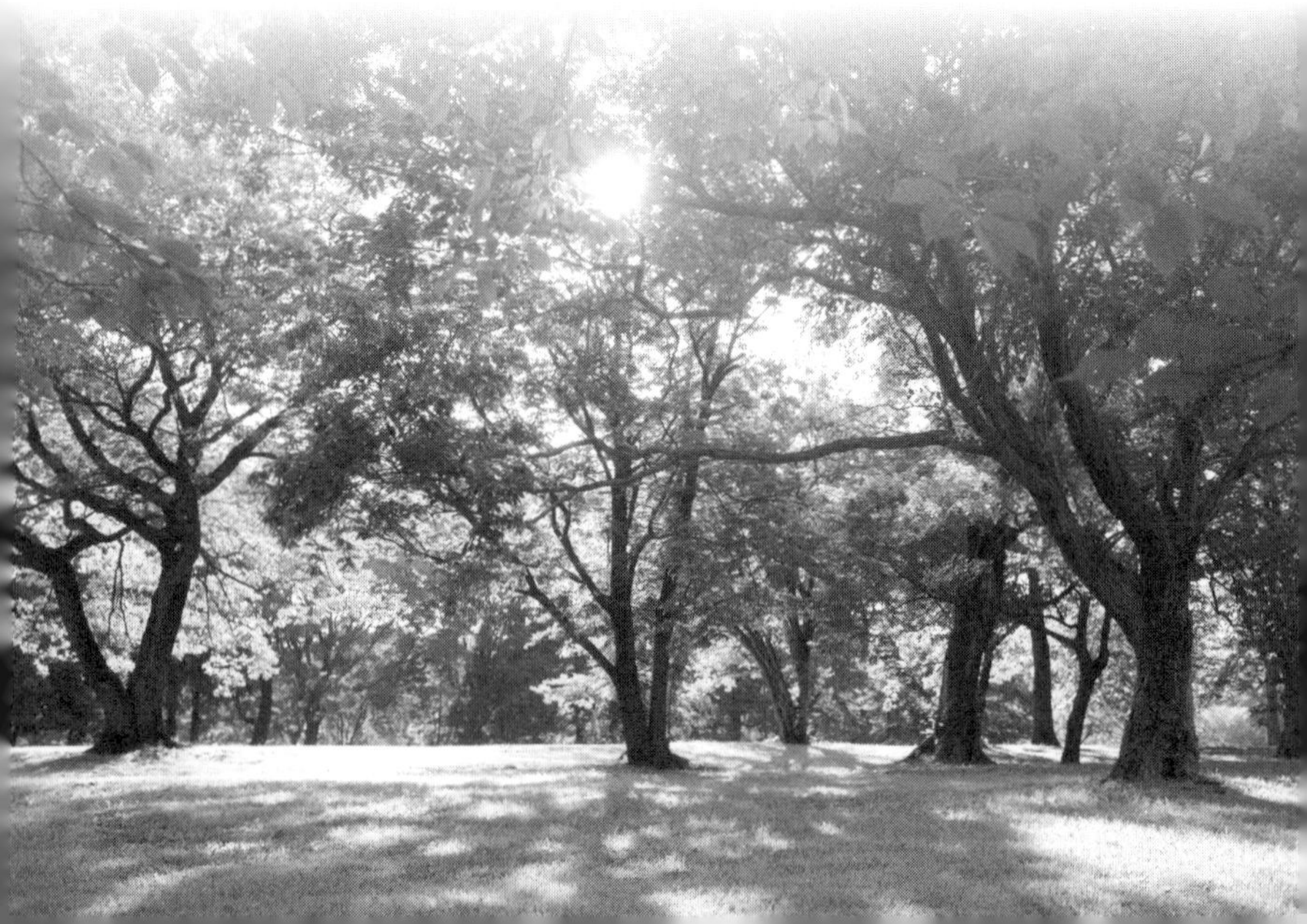

脳の慢性疲労が続くと、うつなどの症状が現れることがわかっています

私たちの生活に欠かせない道具である、スマホやインターネット。「1年365日、スマホを見ない日は1日もない」、という人がおそらく多数派でしょう。

しかしこれは、脳を慢性的に疲れさせてしまう危ない行為と言わざるを得ません。スマホを眺めている限り、主に目を通して新しい情報が次から次へと脳に入り続けます。すると、どうしても脳は働き続けることになるため、本人の自覚がないままに、脳が慢性疲労を起こしてしまうのです。脳の慢性疲労が続くと、記憶など、人間の高次機能を司っている脳の前頭葉に悪影響が及び、判断力や集中力の低下、うつなどの症状が現れることがわかっています。

せめて週に1日、休日ぐらいは、「スマホ断食」をしてください。電話もメールも、最低限の確認にとどめ、SNSや各サイトなどは一切見るのをやめるのです。最初は不安かもしれませんが、止めてしまえばどうってことありません。脳の疲れが少しずつとれて、ココロが穏やかになるだけです。

緑茶を毎日飲む人は、飲まない人より
うつになるリスクが少ないという
研究結果があります。
うま味成分の「テアニン」の効果です。
特に「水出し緑茶」がおすすめです。

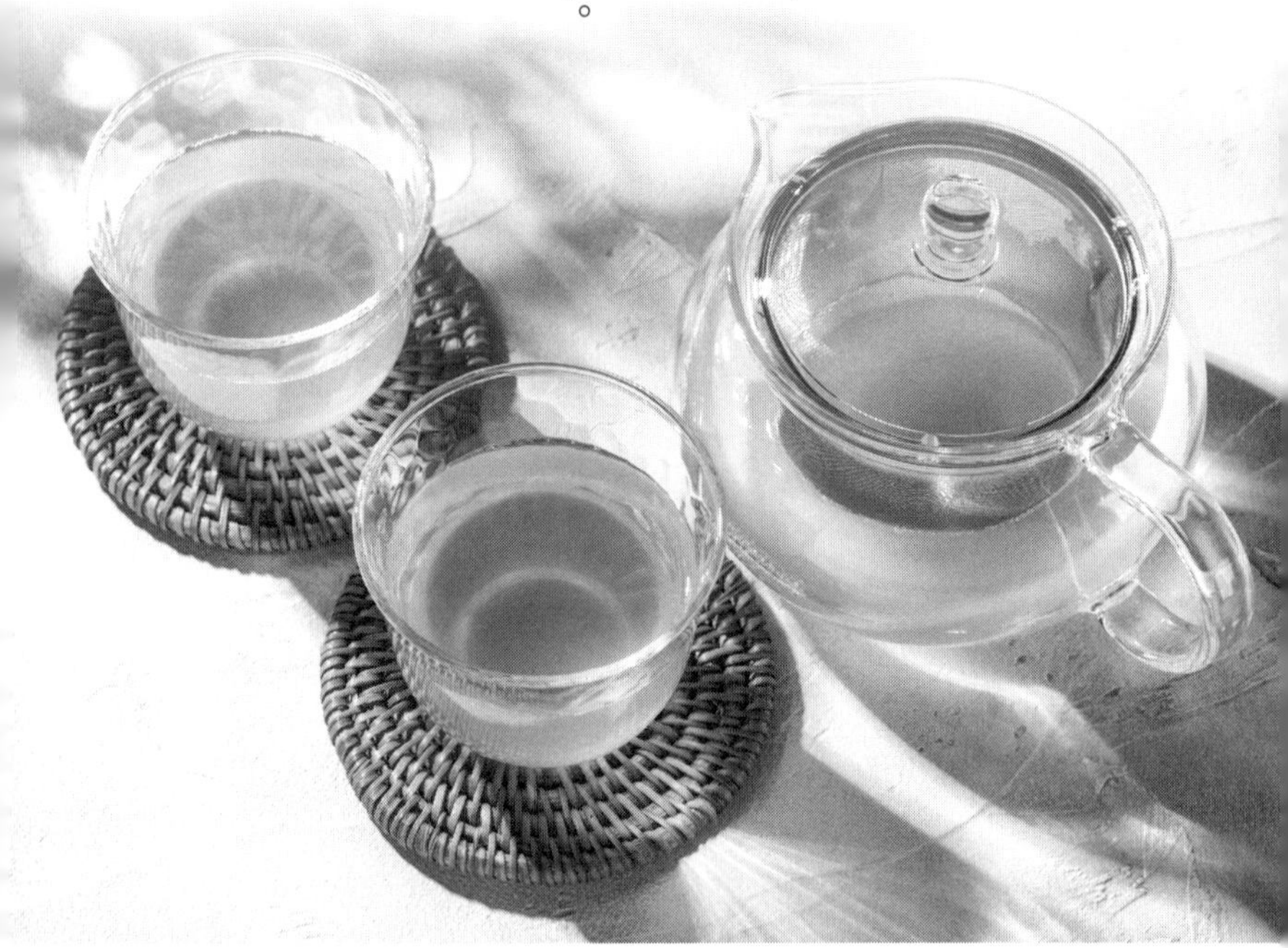

ココロを落ち着かせる成分の「テアニン」は、水で時間をかけて抽出しましょう

緑茶が健康に良いということは、皆さんご存じだと思います。緑茶に含まれるカテキンに抗酸化作用（体をサビさせてしまう活性酸素の働きを抑制する作用）や、殺菌作用、腸内環境を良くする効果などがあります。

実は近年になって、緑茶に入っているカテキン以外のうまみ成分の中に、ココロを落ち着かせる効果があることがわかり、注目を集めています。

その成分の名は、テアニン。この成分が含まれた緑茶を毎日たっぷり飲むことは、うつうつとした気分やココロの落ち込みを寄せつけないための、とても良い習慣であることがわかってきたのです。実際、緑茶をよく飲んでいる人は、うつ病などのリスクが低い、という研究結果も報告されています。

ポイントは、水で時間をかけて抽出させること。お湯でお茶を淹れるとカフェインやカテキンの一種も溶け出してテアニンの効果を薄めてしまいます。カフェインなどは低温になるほど出にくくなりますが、テアニンは低温でもちゃんと出ます。氷水でじっくり淹れましょう。味もとてもおいしいですよ。

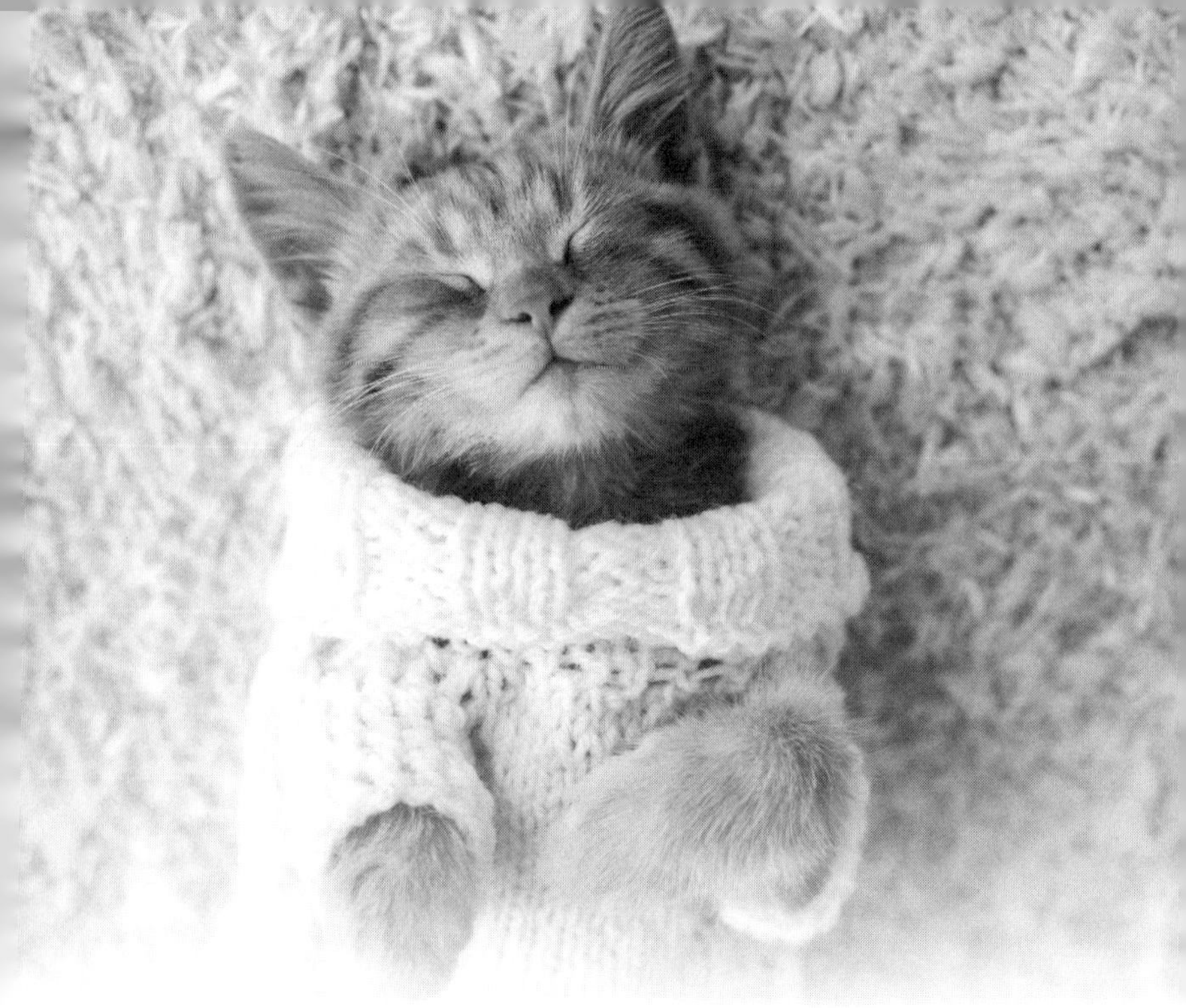

服や下着が体を締めつけていませんか？
ココロがうつうつしているのは、
それが原因かもしれません。
ゆったりとした服に着替えましょう。

ココロと体を締めつける下着や服は×。ゆったりしたサイズとデザインが○

おしゃれをすると気分は上がりますが、ココロが疲れ気味のときは、無理は禁物です。体にピタッとしたスカートやパンツなどは、体とココロをぎゅうぎゅうと締めつけ、大きなストレスになるからです。

ウエスト周りを無理に締めつけていれば、当然血流が悪くなり、自律神経の乱れ、肩こりや腰痛、頭痛、手足の冷えの原因になります。腸のぜん動運動も妨げられ、下痢や便秘、ガスによるお腹の張りの原因になることもあり、ココロの状態にも悪影響を及ぼします。

そして、洋服の締めつけ以上に注意してほしいのが、下着の締めつけです。肌に下着のあとが残っていたら、体に負担がかかっている証拠。下着は家でリラックスしているときも一日中つけているものなので、知らず知らずのうちに、体とココロの負担になります。くれぐれもきついサイズは避けてください。

服はゆったりとしたデザインのもの、下着は1サイズ大きいものを選ぶのが、自分をいたわる優しい選択です。

背筋を伸ばして姿勢を正せば、
ココロと頭が整います。
〝覚醒ホルモン〟の分泌を促す、
いちばん簡単な方法です。

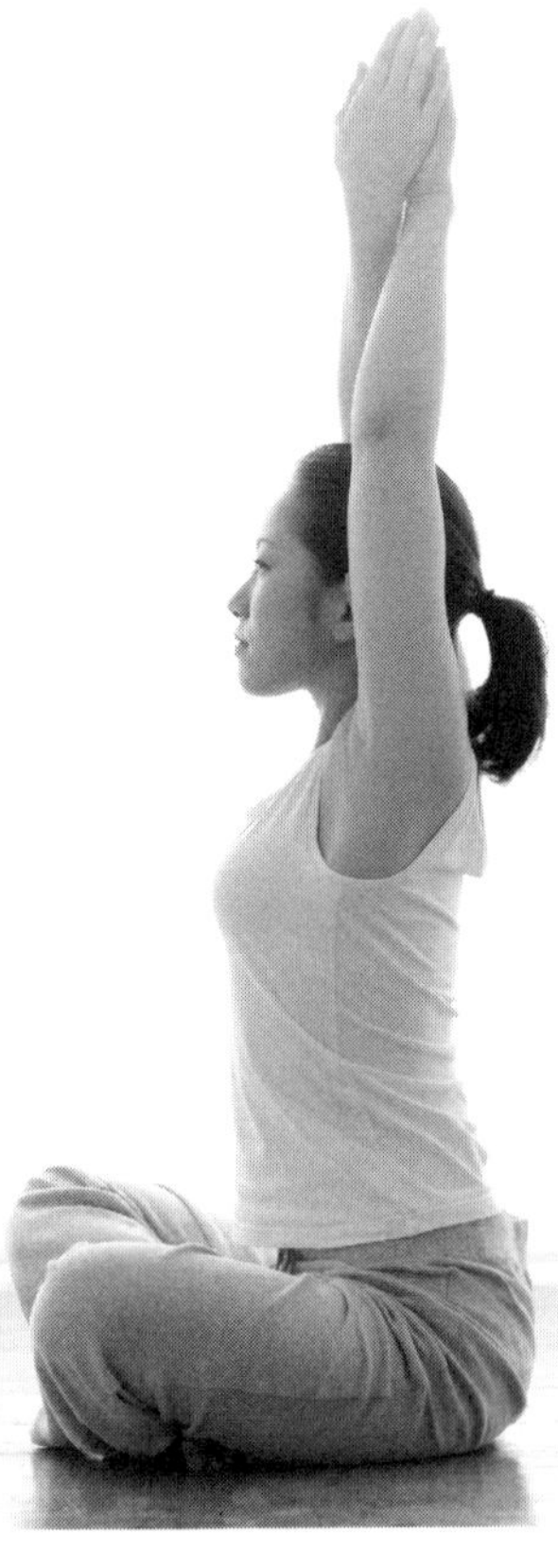

背筋を伸ばすと、脳を覚醒させるノルアドレナリンが分泌されます

ココロの調子を崩してしまっている患者さんを見ると、多くの方がうつむき気味で、前かがみになってしまっています。そして、「頭がぼーっとして、家事も仕事もはかどりません」と、落ち込まれていることが少なくありません。

本当は休養をとってほしいところですが、そうもいかない場合は、少しだけ頑張って背筋を伸ばし、良い姿勢を意識してみてください。良い姿勢とは、顔を上げて、胸を張っている状態です。

実は、背筋を伸ばすと姿勢を維持するために必要な抗重力筋肉が働くことで、脳を覚醒させるノルアドレナリンというホルモンが分泌されます。その結果、頭がシャッキリし、短期的な記憶力なども高まるのです。

ある研究によると、人は姿勢を良くするだけで、ストレスや痛みに耐えやすくなるという結果も出ています。背筋を伸ばした状態でゆっくり腹式呼吸を続けていれば、自律神経も整い、副交感神経が優位なリラックス状態にもなります。ココロと頭が行き詰まったときは、ちょっと試してみてください。

ココロが疲れてやる気が出ない…
そんなときのために、ルーティーンを持ちましょう。
大事な会議の前は香水をつける、
洗い物に取りかかるときは腕まくりをする、といった感じです。
ドーパミンが出て〝やる気スイッチ〟が入ります。

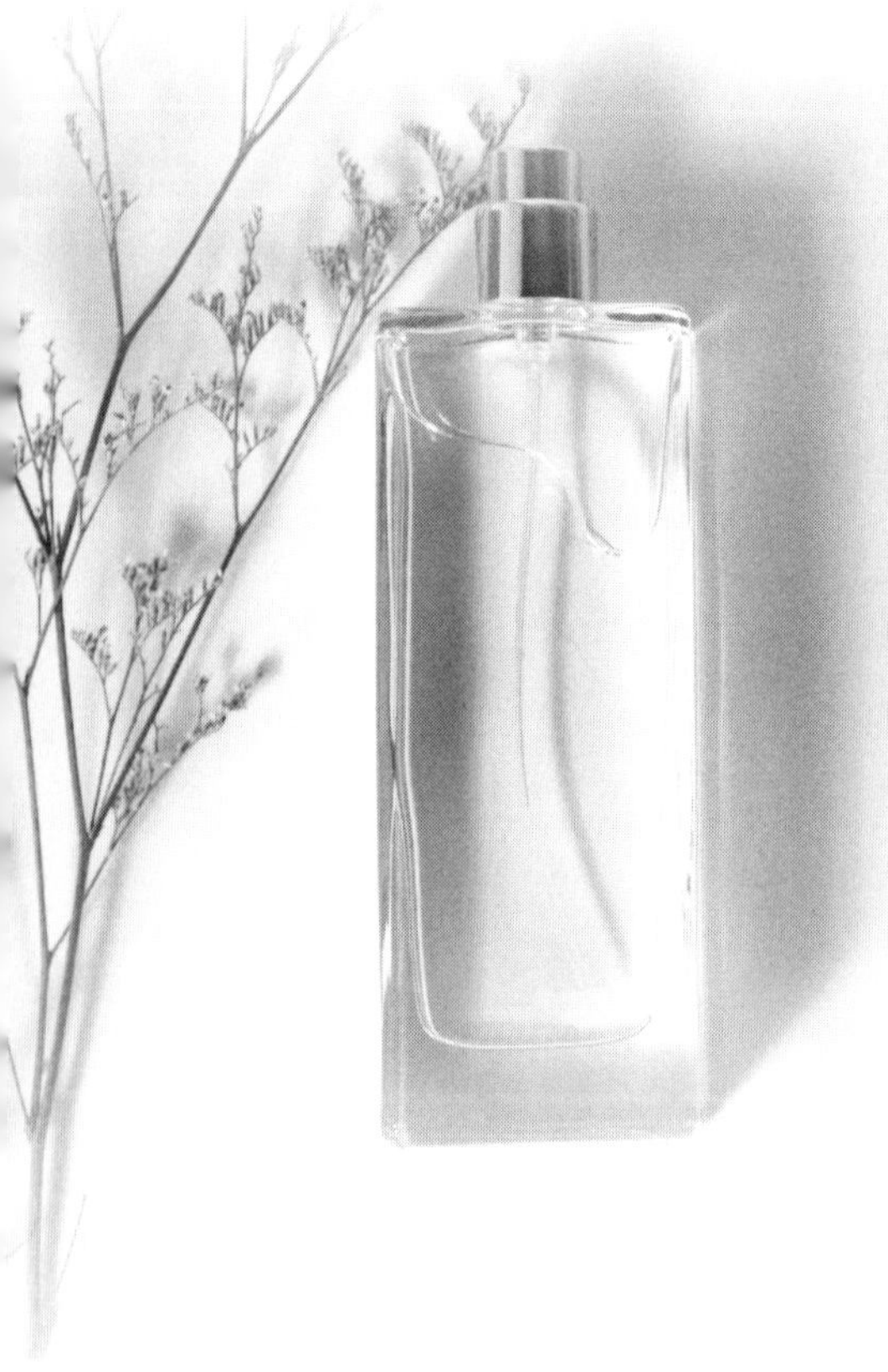

ココロが少し疲れていても、ルーティーンがあれば気持ちが高まります

日々生活していると、ココロが疲れていても、大事な仕事や会合、試験や面接といったイベントの予定はお構いなしにやってきます。誰だって、ときにはやる気が出ないと感じる日もあるでしょう。

そんなときのために、日頃から自分なりのルーティーンを作っておくことをおすすめします。大事なプレゼンの前はこれと決めたお気に入りの香水を２回吹きつけるとか、苦手な家事の前にはオーバーなアクションで〝腕まくり〟をするとか、自分なりに気分が上向く、ちょっとしたことでかまいません。

ルーティーン後にうまく仕事を終えられると、脳内で〝快感のホルモン〟と呼ばれるドーパミンが出て、気分が良くなり、自信にもつながります。そうした体験が少しずつ貯まっていくと、そのうちルーティーンをするだけで気持ちが高まり、集中して物事をこなせるようになってくるのです。そうなればしめたもの。ココロが少々疲れているときも、ルーティーンがやる気の呼び水となってくれます。

首や肩がこっている人は
自律神経が乱れているかもしれません。
首まわりを温めましょう。
寒い季節はもちろんですが、夏も御用心。
冷房で冷えきっていませんか？

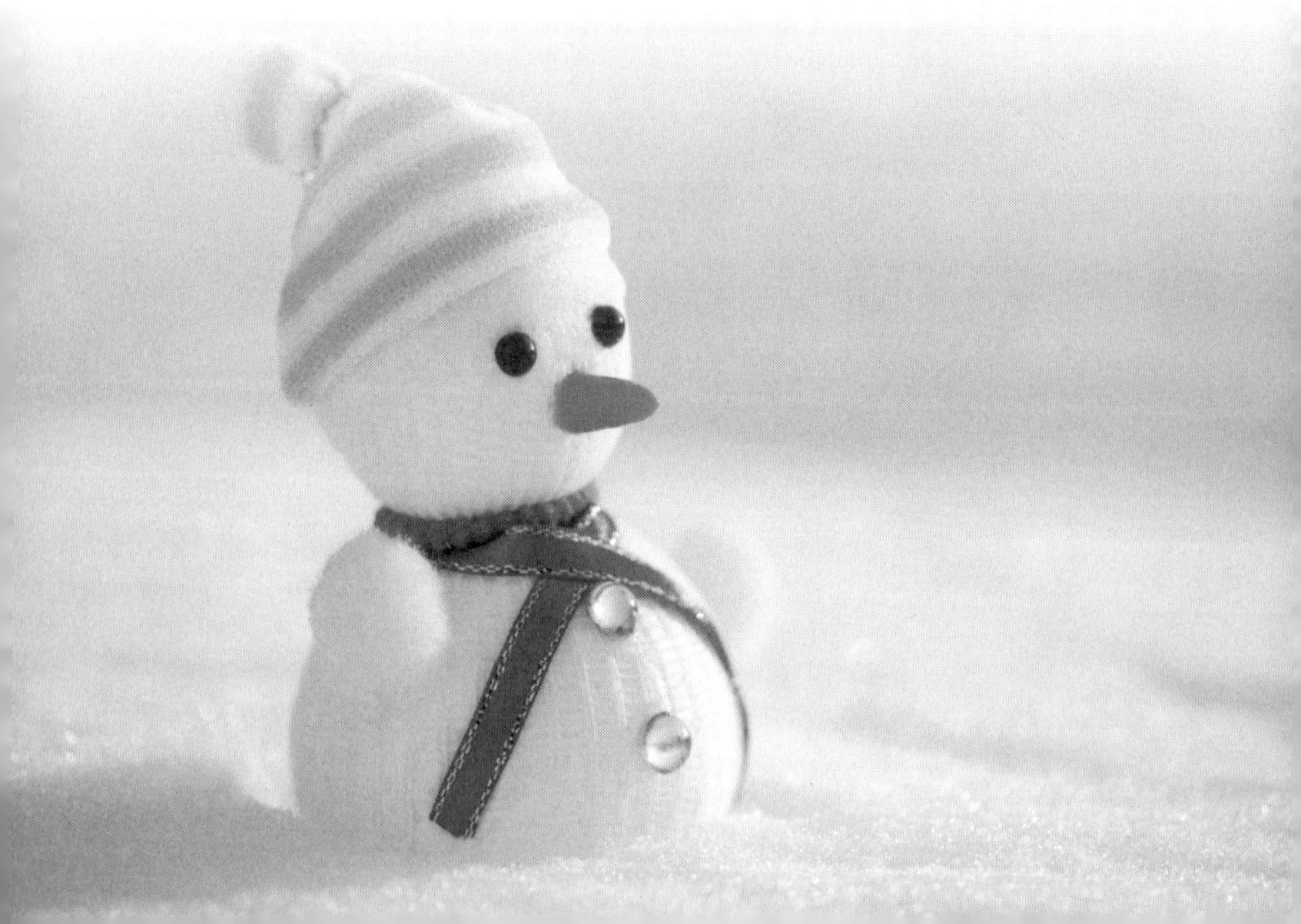

首が冷えて血行が悪くなると、脳への血流も減って、自律神経が乱れてしまいます

首や肩がこっている人には、なんとなく全体に体調が悪い人や、ココロのバランスが崩れかけている人が少なくありません。

原因として多いのが、やはり自律神経の乱れ。主に活動時に優位になる交感神経と、主に休息時に優位になる副交感神経の切り替えがうまくいかなくなって、血流が悪くなり、さまざまな問題を引き起こしているのです。

自律神経を整えるためにも、できるだけ注意してほしいのが、首まわりの保温です。首には頸動脈という太い血管が通っているので、首が冷えて血行が悪くなると、脳への血流も減って、自律神経が乱れてしまいます。実際、うつっぽい人やうつ病の人には、首こりや肩こりの人が非常に多いのです。

ですから、首まわりは決して冷やさないように、マフラーやネックウォーマーを愛用するようにしてください。特に冬場は、できる範囲で室内でも使うとよいと思います。真夏も冷房で首が冷えて体調を崩してしまう人もいます。大事な首を守って、ココロの状態も守りましょう。

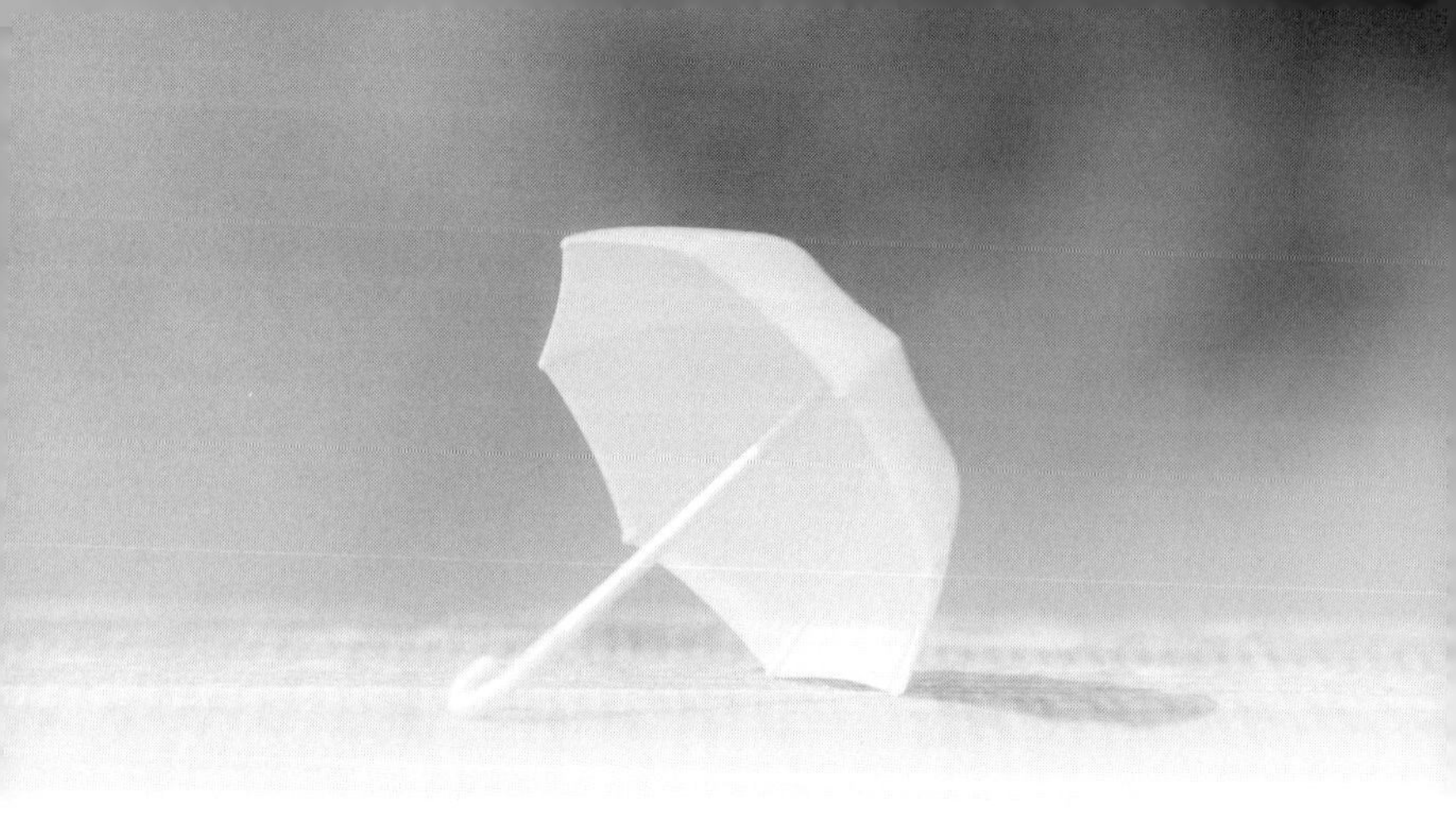

ココロも体も気圧の変化に敏感です。
天気予報をチェックしましょう。
翌日に気圧が下がりそうなら、
お風呂でゆっくり温まったり、
マッサージをしたりして備えます。

気圧の変化で起こる不調、いわゆる「気象病」には、自律神経を整えて備えます

雨や台風が近づいてきたとき、ココロと体が敏感な人は調子を崩しがち。急激に気圧が下がってくると、耳の中の気圧の変化を感じとる内耳が反応して自律神経が乱れたり、体内の水分の流れが微妙に変わることで、体とココロにさまざまな不具合が起きるのです。これが、いわゆる「気象病」です。

気象病には、頭痛、むくみ、めまい、うつ症状、関節痛をはじめ、傷跡の痛み、腰痛、肩こりなどがあります。ココロが敏感な人は、気象病が出やすい傾向にあるので、天気が悪くなりそうだな、ココロの調子が悪くなりそうだなと感じたら、事前に対策をとりましょう。

天気予報をチェックして、翌日の気圧が急に下がることがわかったら、副交感神経を優位にしてリラックスするために、いつもより早くお風呂に入り、ぬるめの温度でゆっくり体を温めましょう。お風呂上がりには、両耳の耳たぶを上、下、横に5秒ずつひっぱったり、ゆっくり回して内耳をマッサージすることをおすすめします。やっておくだけで、安心感で気持ちが落ち着きます。

「ありがとう」は
ココロを元気にするエネルギー源。
感謝を言葉にすることで、
相手はもちろん、あなた自身も幸せになります。
これ、ホルモンの分泌に秘密があるんです。

感謝しあっている家族には、〝癒しのホルモン〟オキシトシンが分泌されています

コロナ禍で一日中家にいることが増え、家族と顔を合わせている時間も増えています。けんかが増えたという話も聞きますが、こんなときこそ、家族同士、相手のことも気遣って、感謝の気持ちを忘れないように過ごしたいものです。

そこでぜひおすすめしたいのが、家族に何かしてもらったときは、恥ずかしがらずに、ぜひ「ありがとう」と言葉に出すことです。

実は、誰かに感謝の気持ちや思いやりの気持ちを表明すると、言ったほうも、言われたほうも、〝癒しのホルモン〟と呼ばれるオキシトシンが分泌されることがわかっています。このホルモンは、心臓の働きを上げ、血流を良くします。さらに、不安や恐怖、ストレスを感じにくくし、幸福感を高めてくれます。

家族に感謝の気持ちを伝えるだけで、相手のココロも自分自身のココロも元気になり、互いに幸せになれるのですから、こんなに素晴らしい習慣はありません。オキシトシンは、肌の接触で増えることもわかっているので、ときにはそっと相手を抱きしめて、感謝の気持ちを伝えるとよいでしょう。

季節の変化は、自律神経にとっては過酷です。
特に春は、気温差も、環境の変化も大きくストレスフル。
東洋医学では、五臓の中でも
「肝」をいたわることをすすめています。

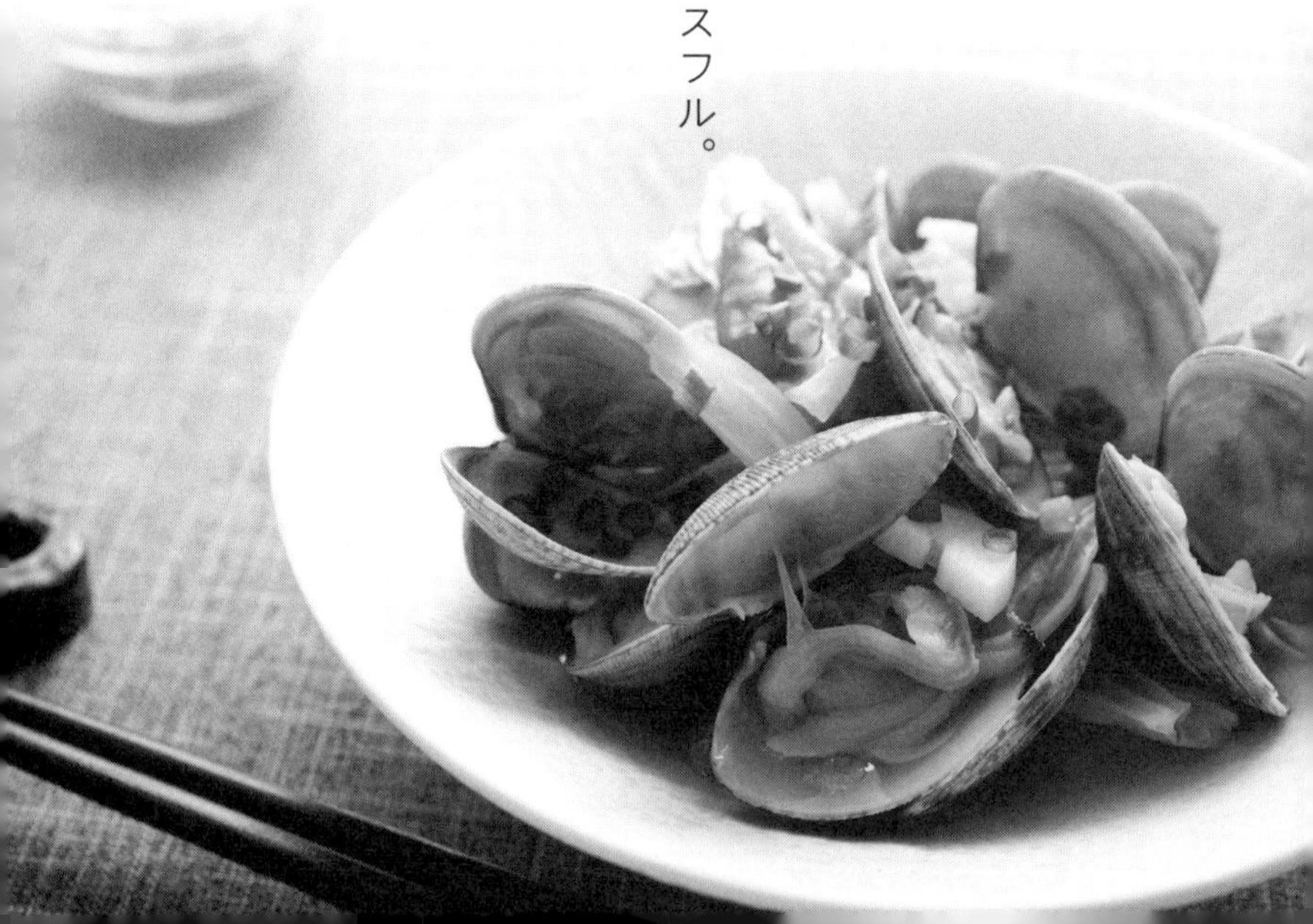

自律神経が乱れやすい春。小松菜、春菊、貝類などで、「肝」をいたわりましょう

健康な人でも、季節の変わり目には、体調を崩しがち。漢方の「食養生」の基本を押さえ、気候によって乱れるココロと体を毎日の食事の力でサポートすることで、季節の変化に負けないココロと体づくりを目指しましょう。

漢方では、人の体調は「気」（自律神経）、「血」（血液）、「水」（リンパ液・唾液・尿などの水分）のバランスで成り立っていると考えます。そして、この3つの流れを作り出しているのが、「肝」「心」「脾」「肺」「腎」の「五臓」。「肝」は肝臓や胆のう、「心」は心臓や循環器系、「脾」は消化器系、「肺」は呼吸器系、「腎」は泌尿器系の臓器を意味しています。

春は、環境が変わることが多く、1週間の中での気温差も、1日の中での気温差も非常に激しいため、1年でもっとも自律神経が乱れやすい時期です。そんなときは、「肝」をいたわるとされる食べ物をとりましょう。ほうれん草、小松菜、春菊、セロリなどの野菜と、あさり、しじみなどの貝類、ごま、梅などが挙げられます。できる範囲で食事のメニューにとりいれてみてください。

夏の暑さは、五臓の「心」の働きを乱します。
冷房と外気の温度差で、
自律神経の働きも追いつきません。
体の熱を冷まし、「心」の働きを助ける夏の食材があります。

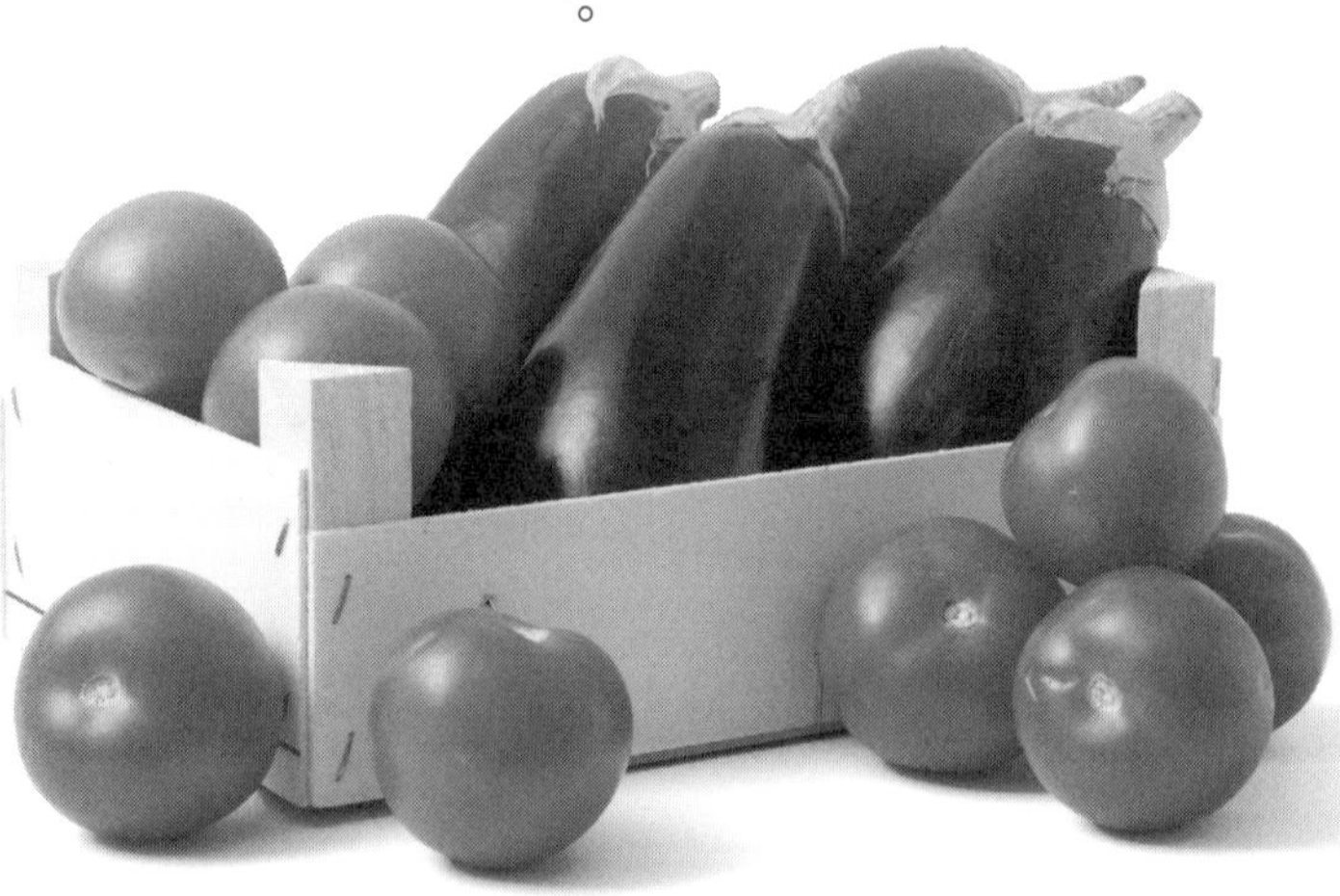

暑さで体に熱がこもる夏。トマト、レタス、なすなどの野菜で体を冷やしましょう

近年の真夏の暑さは、かなり健康な人でも心身にこたえる厳しいものになっています。汗をたくさんかくことで、「気」「血」「水」が消耗し、夏バテや熱中症、不眠、イライラ感などが出やすくなります。また、冷房を使っている室内と外気との温度差が大きくなるので、どうしても自律神経が乱れがちです。

漢方では、夏の暑さは体に熱をこもらせ、「心」の臓器の働きを乱すと考えられています。「心」をいたわる食事を心がけ、夏のストレスを乗りきりましょう。「心」の働きを助ける食材としては、夏の果物の代表であるすいか、トマト、にんじん、レタス、なすなどの野菜、卵などがあります。

また、漢方の「食養生」の大原則に、「体が冷えていたら体を温めるものを食べ、体が熱を持っていたら体を冷やすものを食べる」という考え方があります。すいかをはじめ、トマトやレタス、なすなどの野菜は、体を冷やす食材としてもよく知られています。暑い夏でも食べやすい食材だと思うので、上手に食事にとりいれて、ココロの落ち着きを維持していきましょう。

秋から冬にかけて、無気力になる人がいます。
五臓の中では「肺」が影響を受けやすく、
さまざまな不調が現れます。
体に潤いを与え、肺の働きを助ける食材をいただきましょう。

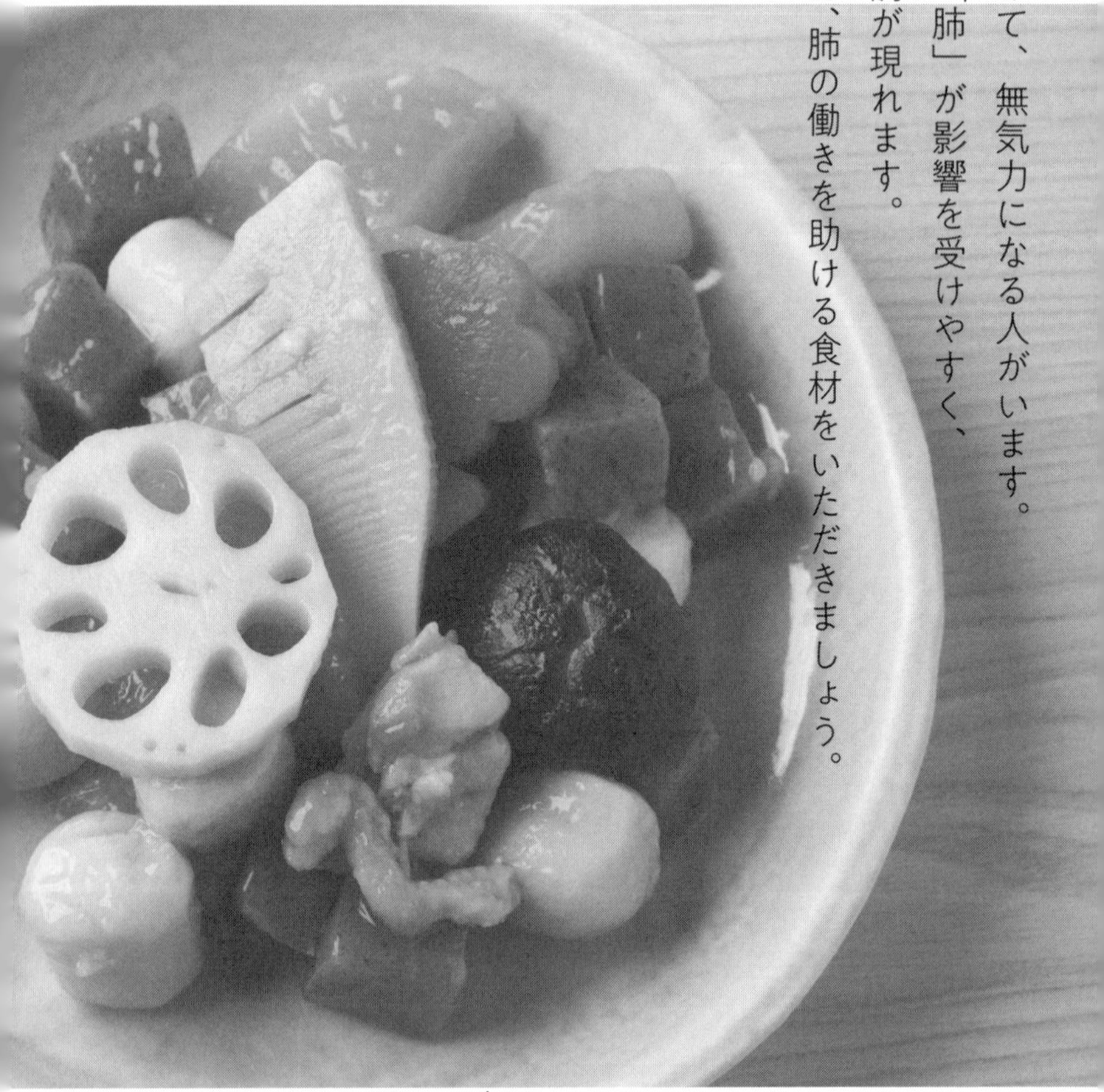

秋になったら、栗や里芋で「肺」をいたわり、大根やれんこんで体に潤いを与えます

真夏を乗りきると、気持ちの良い秋がやってきますが、空気が乾燥し、気温が急に下がってくることで、調子を崩してしまう人は少なくありません。ココロもうつろいやすく、温かい春と夏は元気でも、秋になると突然元気がなくなって無気力になる「季節性感情障害」になってしまう人もいるのです。

漢方では、秋は「肺」の働きが悪影響を受けやすいとされ、呼吸器系のトラブル、免疫力低下、便秘などに陥りやすい季節と考えられています。

「肺」をいたわる食材には、栗をはじめ、里芋、ゆり根、しょうがなどの根菜類、しそ、ゆずなどがあるので、少し意識してメニューにとりいれてください。

また、乾燥により、のどや皮膚に潤いがなくなると、風邪をひきやすくなりますし、アレルギー性の皮膚炎や肌荒れなどが増え、ココロの状態を乱します。

漢方の食養生では、大根、れんこん、山芋などの根菜類、いか、豚肉、そして柿、梨、いちじくなどの果物が、体に潤いを与える食材と考えられています。

適宜食事にとりいれて、ココロと体のかさつきを防ぎましょう。

冷えが原因の不調が増える冬は、
「腎」に負担がかかる季節。
腎も冷えが嫌いです。
体を温め、腎の働きを助ける食材で乗りきりましょう。

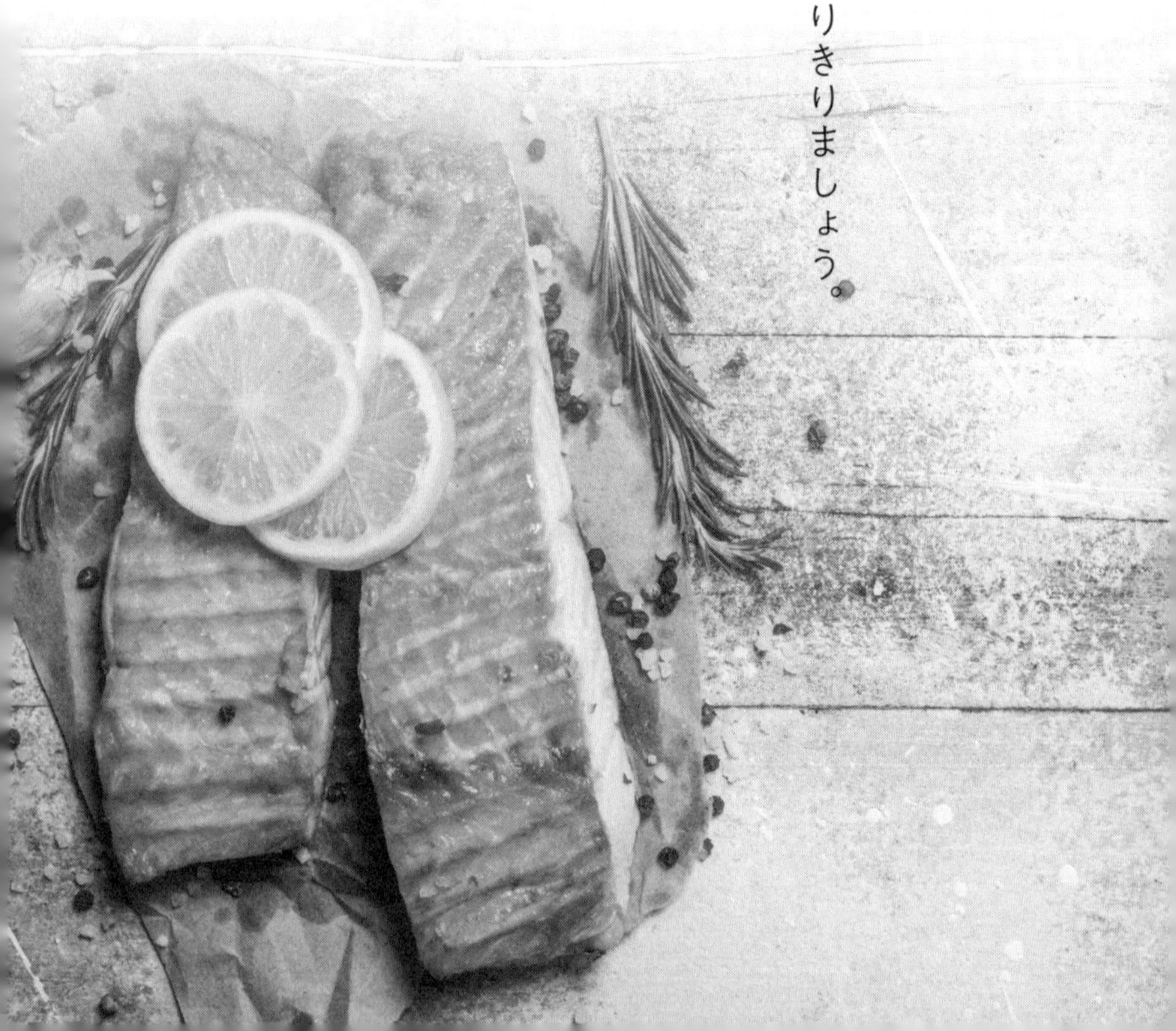

冬の食卓は、「腎」をいたわるさけやあじ、体を温めるえびや玉ねぎをとりいれましょう

寒くなる冬は、体が冷えて、内臓の働きが悪くなりがち。風邪などの感染症をはじめ、肩こりや腰痛、関節痛、腹痛など、冷えが原因のトラブルに悩まされる人や、寒さや体調不良で気持ちが沈んでしまう人が増えてくる季節です。まずは、帽子やマフラー、手袋などを活用し、とにかく体を温めて、冷えを寄せつけないように注意してください。

漢方では、冬は「腎」に負担がかかる季節とされ、腎臓の働きを助ける食材の活用がすすめられています。たとえば、さけ、あじなどの魚、黒米、黒ごま、黒豆、黒きくらげ、昆布などの黒い色の食材です。寒くなってきたら、毎日のごはんに黒米を混ぜるのも良い方法だと思います。

体を温める食材は、えび、鶏肉、玉ねぎ、ねぎ、しょうが、にんにくなどの野菜類のほか、くるみ、シナモンなどがあります。ねぎ類をみそ汁の具にしたり、カフェオレや紅茶にシナモンを入れたりすれば、比較的簡単に毎日とれます。しょうがの乾燥パウダーも、いろいろな料理や飲み物に使えて便利です。

東洋医学における五臓の働き

漢方では、人体は「気・血・水」の3要素で成り立っているとし、気の流れ、血の流れ、水の流れが互いに響きあい、うまく流れていると、ココロも体も元気でいられると考えます。下記は、そのために大切な五臓の働きを図にしたものです。

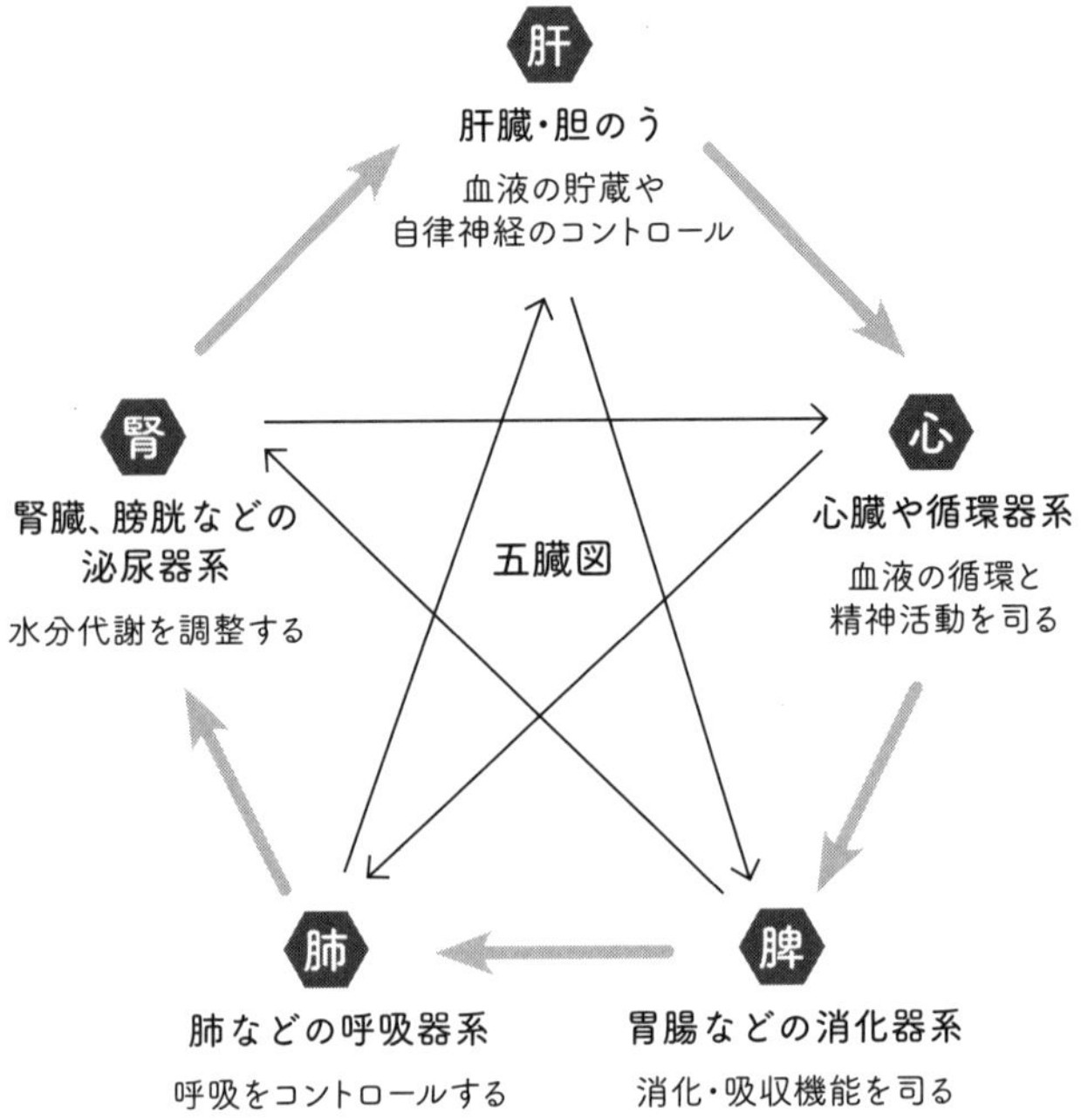

5章

うつぬけ「食べ方」の習慣

体のためだけでなく、
ココロのためにも朝食は食べましょう。
脳のエネルギー不足は、
ココロを不調にします。
おいしい朝食で1日をスタートしましょう。

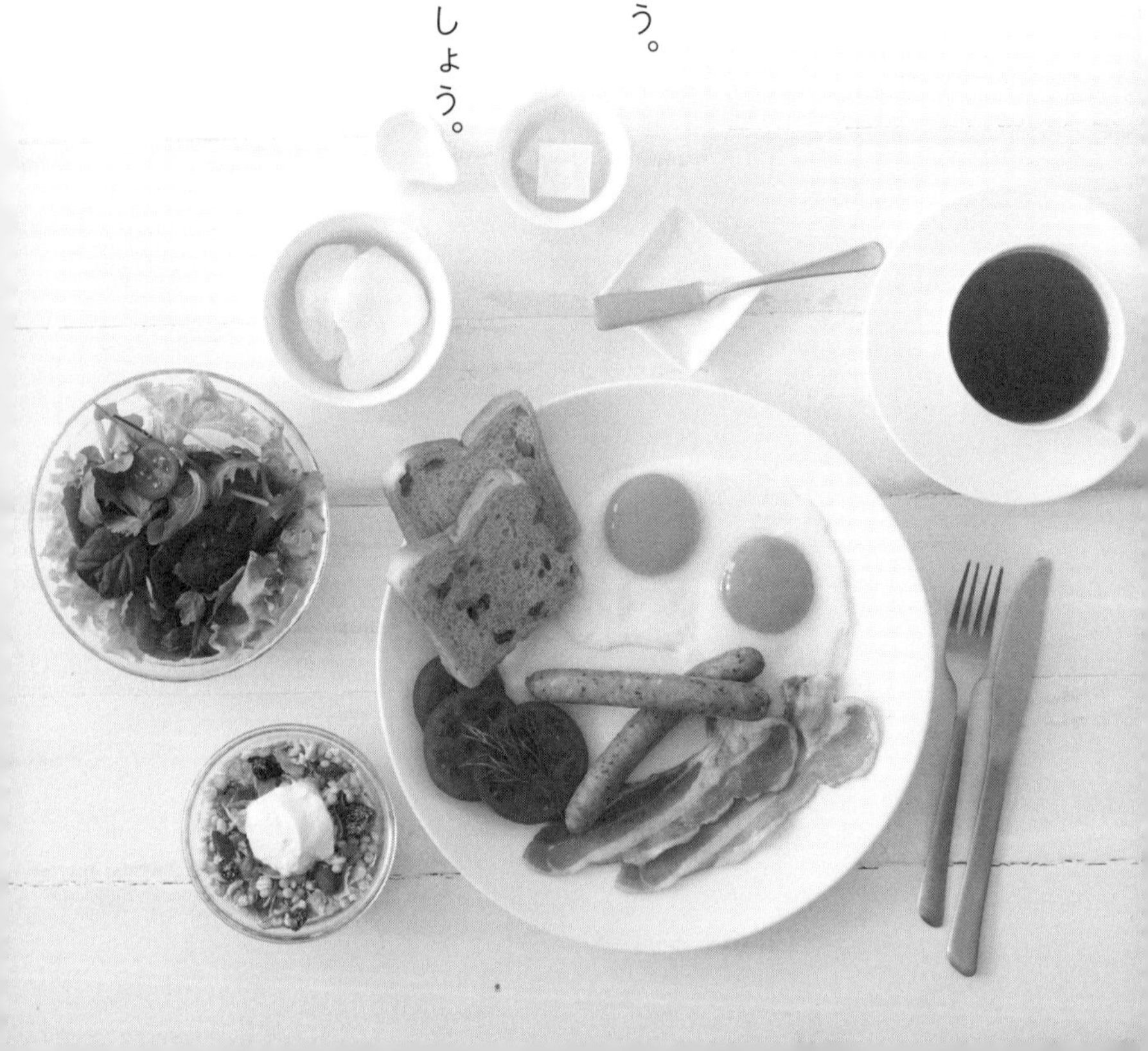

朝ごはんでブドウ糖とたんぱく質をチャージして、体とココロを目覚めさせます

私たちの脳を動かすことができる唯一のエネルギーは、ブドウ糖です。でも、ブドウ糖は体内にたくさん貯めておくことができません。しかも、寝ている間も脳はずっと働いているため、朝起きたとき、脳は必ずエネルギー不足に陥っています。朝食でエネルギーを補わないと、集中力や記憶力が低下し、イライラ感やだるさも出やすく、気分ややる気が上がってきません。毎日おいしい朝食をしっかり食べて、ココロの不調を防ぎましょう。

ポイントは、ごはんやパンなど、ブドウ糖の原料となる炭水化物だけでなく、卵や肉、魚、乳製品、大豆など、たんぱく質も必ず一緒にとること。たんぱく質の一種であるトリプトファンは、〝幸せホルモン〟と呼ばれるセロトニンの原料になるため、私たちのココロの健康に欠かせません。

また、セロトニンは〝睡眠ホルモン〟と呼ばれるメラトニンの原料でもあります。セロトニンがメラトニンに変わるのに15時間ほどかかるので、朝食でたんぱく質をしっかり食べると睡眠が整い、ココロの調子も整うのです。

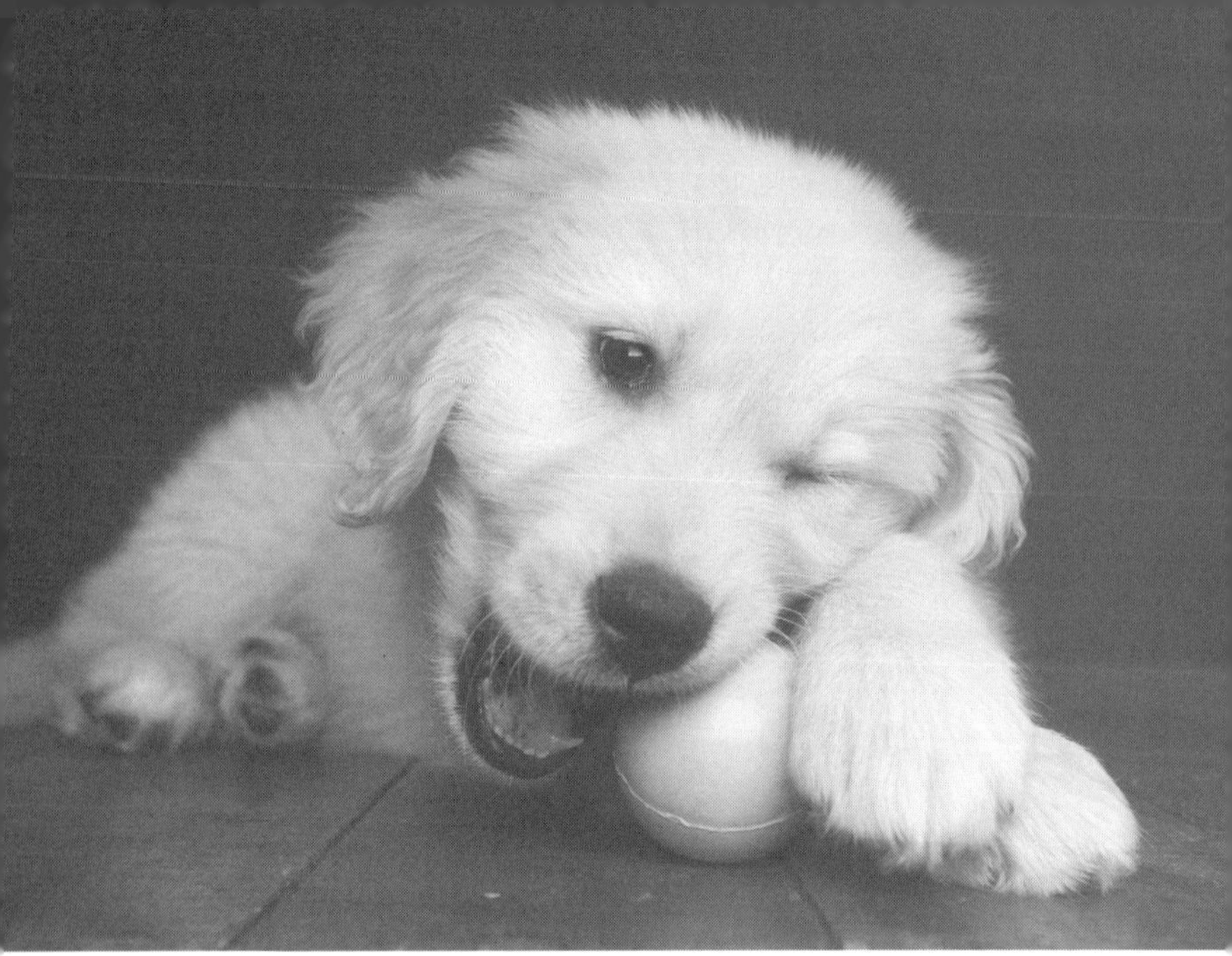

「よく噛んで食べなさい」。
子どもの頃に、よく言われるお小言です。
たしかに、健康のためにも、
ダイエットにも大切なこと。
実はココロの健康にも
「よく噛む」ことは重要です。

よく噛むことの効果はたくさんあります。〝幸せホルモン〟の分泌が促されるのも、そのひとつ

忙しい毎日、仕事や家事に追われて、ついつい早食いになっていませんか。子どもの頃、私たちは親から「よく噛んで食べなさい」と言われてきたものです。よく噛むことは、食べ物の消化吸収を良くし、血糖値の急上昇を防ぎ、肥満や糖尿病の予防になります。

でも、よく噛むことの効果はそれだけではありません。噛むことで脳に刺激が伝わり、脳のさまざまな機能を活性化することがわかってきました。

たとえば、神経ヒスタミンという物質が分泌され、満腹中枢が刺激されることで、食欲が抑えられます。ゆっくり噛んで食べると比較的少なめの量でもお腹が満足するのはそのためです。

さらに、よく噛むと〝幸せホルモン〟のセロトニンの分泌も促進されます。セロトニンが脳内に分泌されるとココロが落ち着き、食事のおいしさや楽しさもさらに味わえます。しかも、セロトニンには内臓脂肪の燃焼を促進させる働きもあります。よく噛むことで、体とココロの健康を保ちましょう。

まず肉から食べる。
食事の前にヨーグルトを食べる。
どちらもココロに優しい食べ方です。
このふたつの共通点、わかりますか？

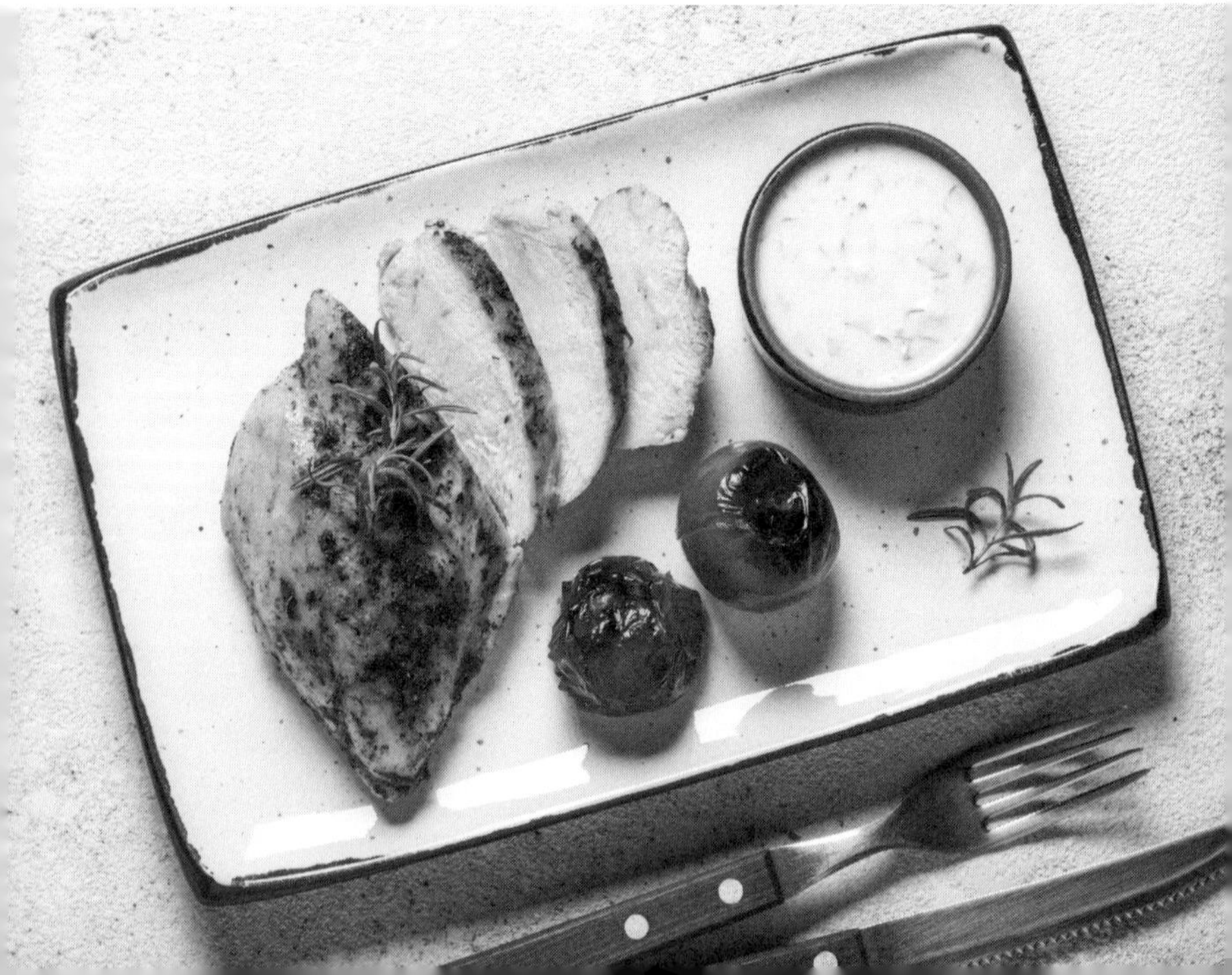

肉やヨーグルトを先に食べることで血糖値の急上昇を防ぎます

肉もヨーグルトも、たんぱく質が含まれているというのが、大事な共通点。食事の際、たんぱく質を主成分としている肉やヨーグルトを先にとりいれると、血糖値の急上昇を防ぐことができます。血糖値の急上昇は肥満や老化、生活習慣病など体の不調を招きやすいだけでなく、ココロの安定も乱しかねません。

よく、野菜を先に食べる「ベジタブル・ファースト」が推奨されていますが、同じような効果は、たんぱく質を主成分としている肉やヨーグルトでも期待できます。しかも、肉から食べはじめると、よく噛むクセも身につきます。

食が細い人は、野菜を先に食べているうちにお腹がいっぱいになってしまい、大事なたんぱく源である肉があまり食べられなくなることもあると思います。野菜や炭水化物より、まずは肉をしっかり食べるようにしましょう。

さらに、ヨーグルトに含まれる乳酸菌には、腸内環境を整える働きもあります。ココロの安定に欠かせないセロトニンは、ほとんどが腸内で作られています。ココロを整えるには、腸内環境を整えることが、とても大切です。

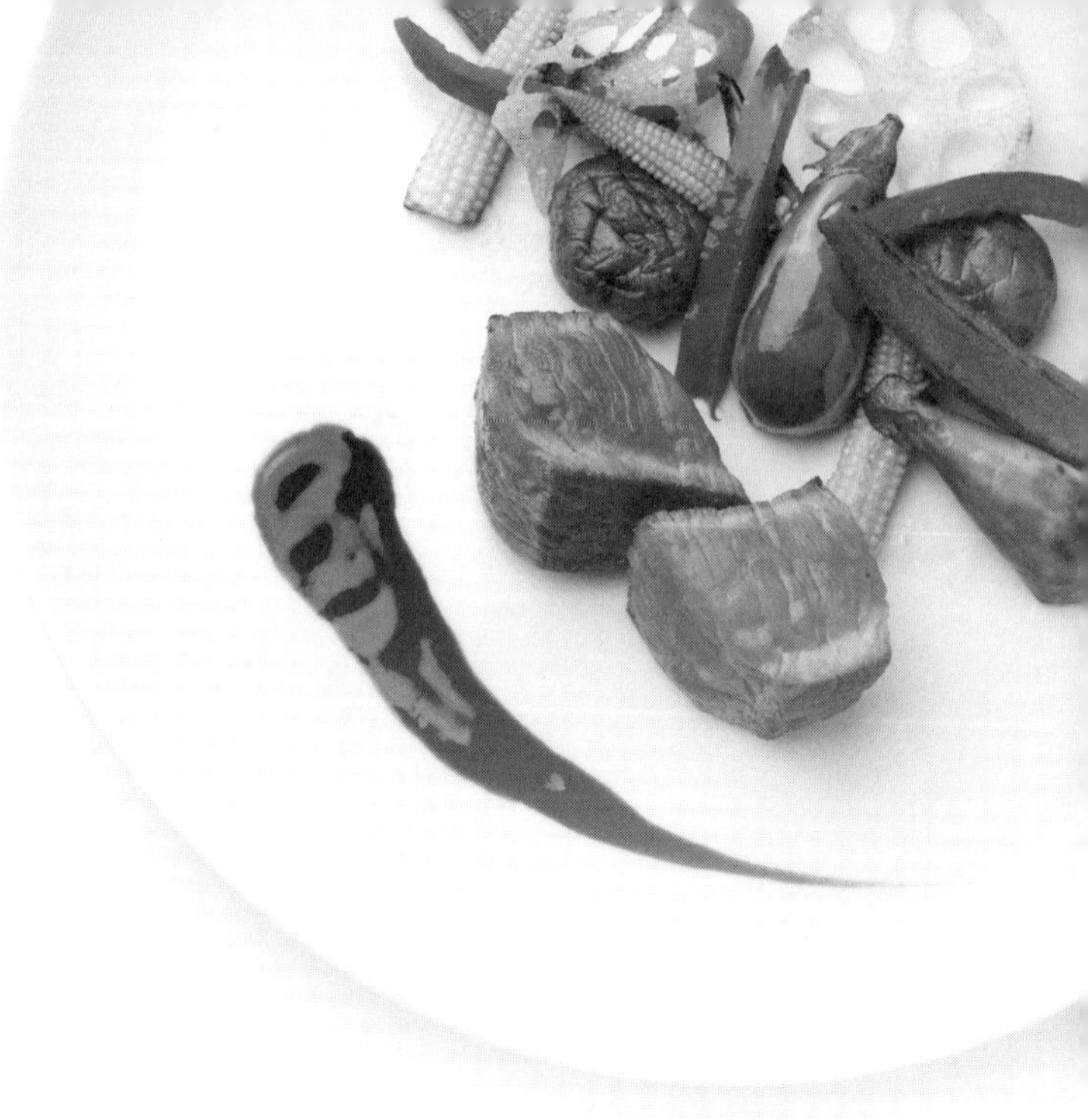

肉はココロの栄養です。
ココロの調子が良くない人は、
もしかしたら
肉がたりないのかもしれません。

ココロの健康に、たんぱく質と鉄は欠かせません。肉には、どちらも豊富に含まれています

ビタミン、ミネラル、炭水化物……どれも大切な栄養素ですが、ココロの健康を保つために一番大切な栄養素をあえてひとつだけ挙げるとしたら、それはセロトニンの原料となるたんぱく質です。

最近なんとなく気持ちが沈みがちだと感じたら、ごはんやパン、麺類といった炭水化物の量を減らして、そのぶん、肉をしっかりとるようにしてみましょう。続けているうちに、ココロが前向きに、明るくなってくるはずです。

目安として、牛肉なら男性は１日３００グラム、女性は２００グラムが目標です。特に女性は肉をあまり食べない人が多いですが、ココロが乱れやすく、貧血になりやすい女性こそ、肉を重視した食生活を送るべきです。

もうひとつ、ココロの健康のために大切な栄養素に、鉄があります。鉄不足というと、貧血が思い浮かびますが、実は、うつ病の方の血液検査をしてみると、鉄不足のことがとても多いのです。赤身の肉には、たんぱく質のほか鉄分も豊富。ココロの栄養を補給するために、肉をどんどん食べましょう。

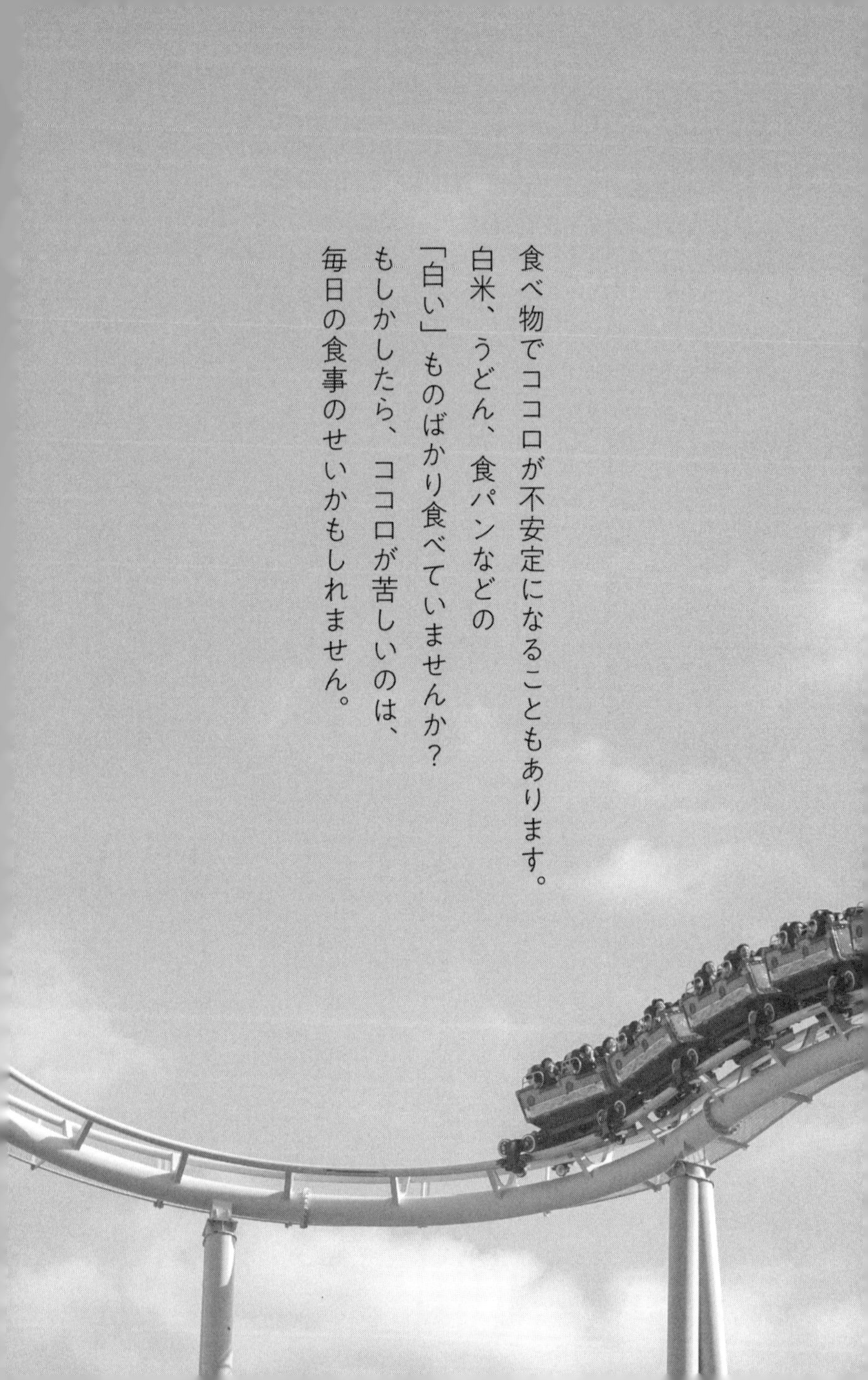

食べ物でココロが不安定になることもあります。
白米、うどん、食パンなどの
「白い」ものばかり食べていませんか？
もしかしたら、ココロが苦しいのは、
毎日の食事のせいかもしれません。

「白い」炭水化物をとりすぎると、血糖値の乱高下を招き、ココロも乱れます

一見、体にもココロにも優しそうな、そうめん、うどん、白米、餅、パンなどの、白い食べ物。近年の研究で、精製された小麦や米で作られた食べ物ばかり食べていると、ココロが不安定になりやすいことがわかってきました。

うつ病の人が炭水化物をとりたがる傾向にあることは以前から知られていましたが、実際、中高年の女性を対象とした最近の研究で、精製炭水化物をとりすぎるとうつ病のリスクが高まるという結果が出ています。

理由として考えられるのは、こうした白い食べ物が、血糖値の急上昇を招くこと。すると今度は血糖値を下げようと膵臓がインスリンを分泌し、急激に血糖値が下がります。こうした血糖値の乱高下は、体に悪影響を与えるだけでなく、不安感やいらだちなども起こしやすいのではないかと考えられています。また、糖質には麻薬のような依存性がある、ともいわれています。

空腹時に白い炭水化物ばかり食べるのは避けましょう。玄米や全粒粉で作ったパンなど、血糖値の上がりにくい茶色い食品を選びましょう。

おすすめの野菜スープがあります。
玉ねぎ、セロリ、小松菜、大豆のスープです。
乱れた自律神経を安定へと導いてくれる
スーパースターたちが大集合です。

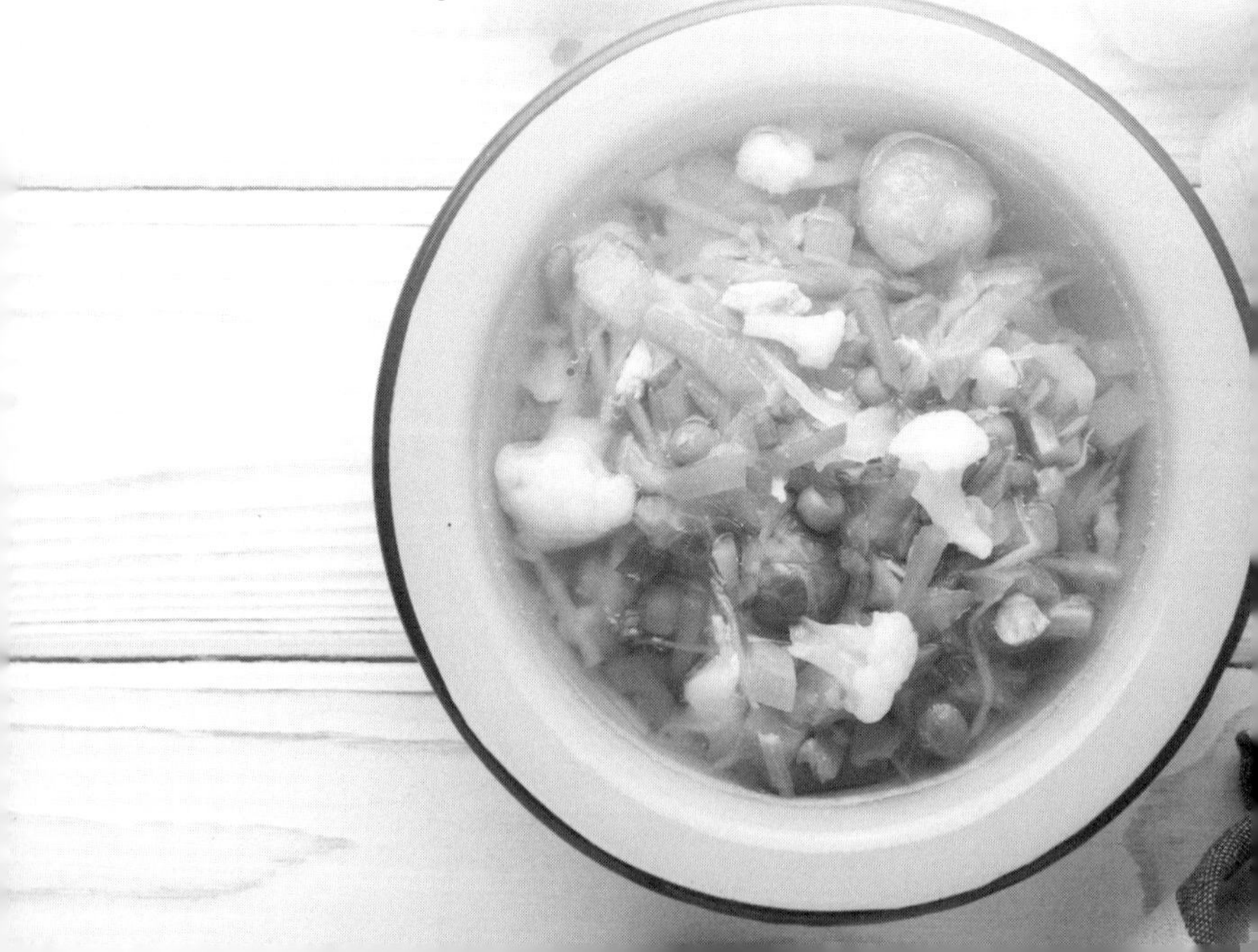

硫化アリル、カルシウム、鉄分、ビタミンC、トリプトファンなど、ココロに大切な栄養素が、スープなら一度にとれます

ココロが乱れているときは、自律神経も乱れています。自律神経には、交感神経系と副交感神経系があり、活発に活動しているときは交感神経、リラックスしているときは副交感神経が優位になっています。このバランスがうまくいっていれば、私たちの体もココロも安定しているのですが、バランスが崩れてくると、とたんに体もココロも調子が崩れてしまいます。

そんなときは、自律神経のバランスを整える効果が期待できる、玉ねぎ、セロリ、小松菜、大豆が入った野菜スープを作って積極的に食べてみてください。

玉ねぎの刺激成分である硫化アリルには神経を鎮める作用があり、胃の働きも高めます。セロリは精神の安定に欠かせないカルシウムが豊富で、独特の香り成分のアピインやセネリンは、鎮静作用と抗ストレス作用があります。小松菜には、精神安定に欠かせない鉄分とビタミンCが豊富で、大豆にはセロトニンの原料となるトリプトファンが豊富。それぞれカットしてブイヨンなどで煮込めば、おいしくて自律神経のバランスを整えてくれるスープの完成です。

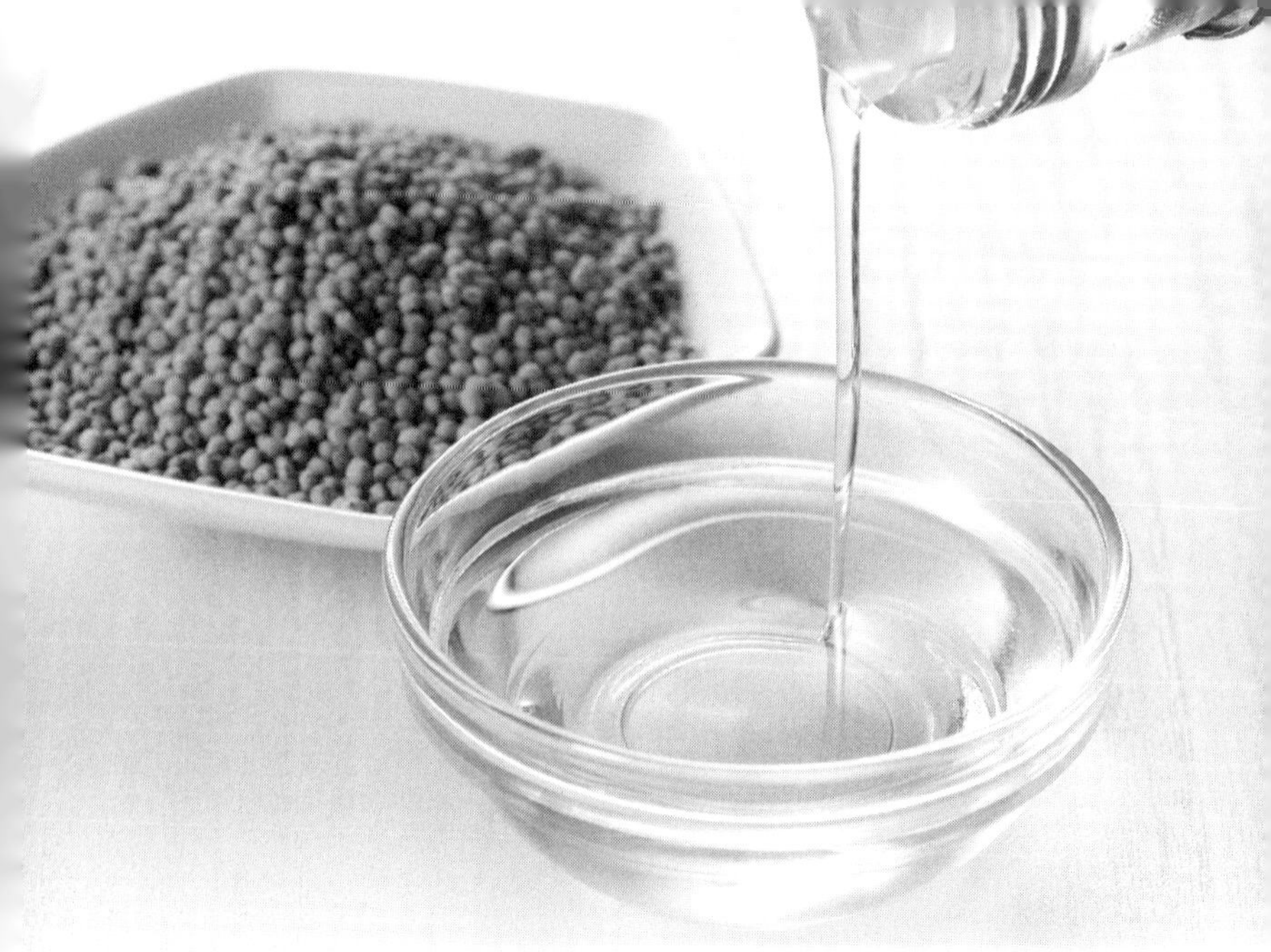

エゴマ油や亜麻仁油を利用するのは、
ココロのためにも、いい習慣。
自律神経の緊張を緩和してくれます。
目安は、１日小さじ１杯です。

エゴマ油・亜麻仁油に含まれるオメガ３系脂肪酸が、自律神経の調子を整えてくれます

体にいい油として知られるようになったエゴマ油と亜麻仁油。これはどちらもオメガ３系の脂肪酸を豊富に含んだ、毎日とりたい健康的な油です。

オメガ３系脂肪酸といえば、青魚で有名なエイコサペンタエン酸（ＥＰＡ）やドコサヘキサエン酸（ＤＨＡ）、くるみに豊富なα-リノレン酸などがあります。疲労回復や、高血圧予防、脂質異常症予防などの効果がよく知られていますが、実は、抗うつ作用もあり、自律神経の調子も整えてくれる、ココロの安定のためにも頼りになる成分なのです。体内では合成できない必須脂肪酸なので、食事からしっかりとる必要があります。

エゴマ油も亜麻仁油も、どちらもほとんど味も香りもないため、サラダはもちろん、納豆や卵、みそ汁やスープ、コーヒーなど、何に入れても違和感がありません。１日ティースプーン１杯を目安にいただきましょう。

ただし、どちらも熱に弱く、比較的酸化が進みやすいので、加熱調理には使わず、封を開けたら少なくとも３か月で使いきってください。

肥満とうつ。
一見、関係なさそうですが、
残念ながら、肥満はココロの不調をもたらします。
「緑茶コーヒー」で、
まずは内臓脂肪を減らしましょう。

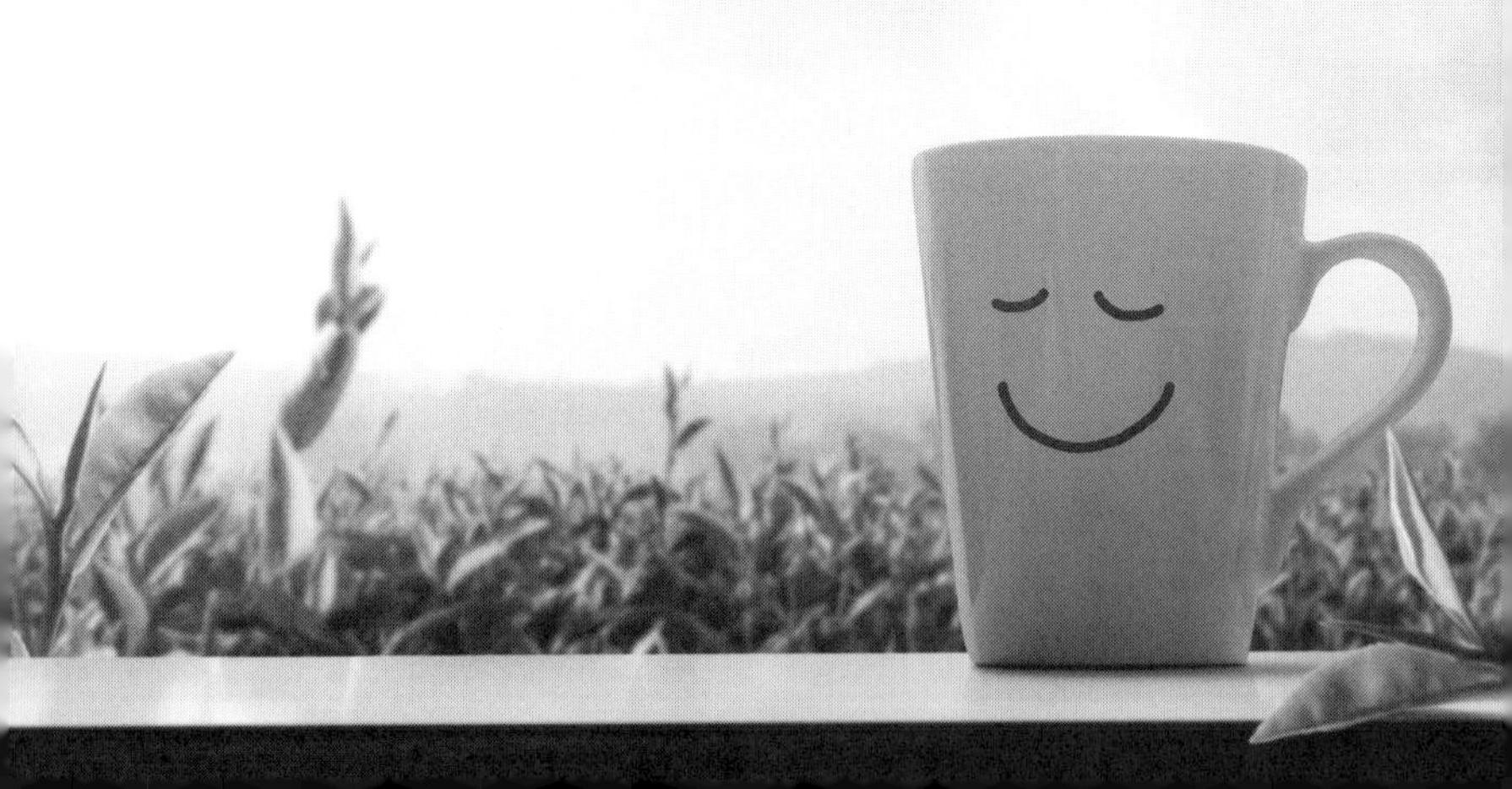

食事制限も激しい運動もいりません。1日3回、「緑茶コーヒー」を毎日飲んでください

肥満とメンタルは、密接な関係にあり、肥満の人は自尊心や自己評価が低く、不安障害やうつと相関関係があるという調査結果があります。

実は、内臓脂肪がたっぷりついていると、炎症性サイトカインの分泌異常が起き、体内のさまざまな組織で炎症を引き起こします。つまり、肥満の人の体内は、全身が慢性的な炎症状態に陥っているのです。脳も例外ではありません。脳内で炎症が起きることで、気分や記憶力、集中力などに悪影響が及びます。

実際、うつ病の患者さんの血液中でも、炎症性サイトカインが上昇することがわかっているのです。

肥満解消のために、かつて太っていた私がおすすめするのは、「緑茶コーヒー」。緑茶のカテキンとコーヒーのクロロゲン酸のどちらにもやせ効果があるので、1対1で割って、カップ1杯を1日3回を目安に毎日飲んでください。

食事制限なし、激しい運動なしでも、私や多くの患者さんがこの方法で減量に成功しました。内臓脂肪を減らして、体とココロの元気を取り戻しましょう。

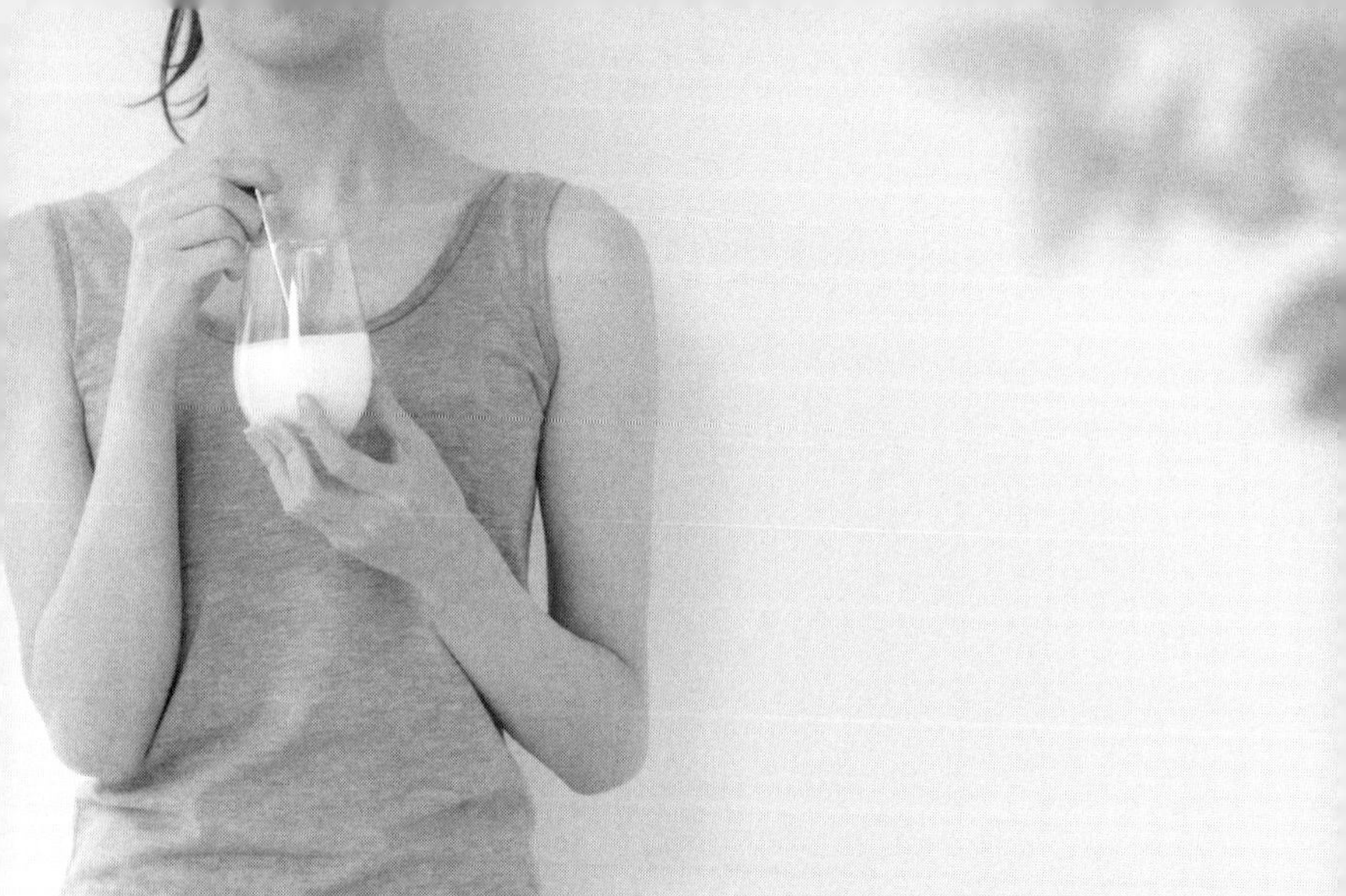

〝幸せホルモン〟の材料になる栄養をとること。
その栄養を吸収できる腸内環境を整えること。
そのどちらも叶えてしまう、
「おからヨーグルト」を試してみましょう。

「おからヨーグルト」は、粉末状のおからと、無糖のヨーグルトを、1対4の割合で混ぜるだけ

　ココロの安定や幸福感を大きく左右する神経伝達物質のセロトニンは、約9割が腸に存在していて、脳内には2パーセントほどしかありません。腸で作られたセロトニンは、腸のぜん動運動を促すとともに、脳内のセロトニン生成にもかかわっています。このとき、特に重要な働きをしているのが、約600〜1000兆個、約3万種類もあるといわれている腸内細菌。脳内にセロトニンの原料を送り込んでいるのも、セロトニンの合成に必要なビタミンB_6、ナイアシン、葉酸などのビタミンを作っているのも、この腸内細菌なのです。

　ですから、ココロの安定のためには、腸内細菌をバランスの良い状態に整えておくことがとても大切。そこでおすすめなのが、「おからヨーグルト」です。市販の乾燥させた粉末状のおからと、無糖ヨーグルトを、1対4の割合で混ぜるだけ。おからにもヨーグルトにも、セロトニンの原料であるたんぱく質が豊富ですし、ヨーグルトの乳酸菌と食物繊維が便通を整えてくれるので、腸内環境も整います。ぜひ、毎日食べてみてください。

腸内環境の良しあしが、
脳を、ココロを、左右します。
まずは便秘を解消しましょう。
食物繊維が力になってくれます。

いも類、豆類、きのこ類、海藻類などが、便秘がちな人におすすめの食材です

便秘がちだったり下痢気味だったりすれば、誰だって気分は良くありませんよね。実は、脳と腸は、約２０００本の神経線維でつながっていて、互いに影響を及ぼしあっています。これを「腸脳相関」といいます。

実際、腸内細菌に善玉菌が少ないと、うつ病のリスクが上がることが明らかになっています。特に女性の場合、ココロが不安定になりがちな人は、便秘気味の人がものすごく多いです。まずは便秘解消を目指しましょう。

便秘解消といえば、やはり食物繊維。食物繊維には不溶性と水溶性があり、不溶性は腸のぜん動運動や便のかさ増しに役立ちます。水溶性は、便を柔らかくするとともに、善玉菌のエサとなって腸内環境の改善にも働きます。

食物繊維が豊富な食べ物は、いも類、豆類、きのこ類、海藻類、ごぼうやとうもろこしなどの野菜、バナナなどの果物が挙げられます。ココロとお腹の調子が悪いときは、知らず知らずのうちに食物繊維が不足しているかもしれません。食物繊維が豊富な食品を、積極的に食事にとりいれていきましょう。

主な食品のたんぱく質のおおよその量

下記の表を参考に、毎日の食事でたんぱく質をしっかりとって、ココロと体の健康を守りましょう。成人の1日のたんぱく質摂取目標は、女性で50g、男性で60gが基本です。

豚ひれ肉（100g）	22.2g
豚ロース肉（100g）	19.3g
牛もも肉（脂身なし100g）	20.0g
鶏もも肉（皮つき100g）	17.3g
鶏ささみ（100g）	24.6g
紅さけ（70g）	15.8g
めばちまぐろ（70g）	16.0g
卵（Mサイズ1コ）	7.4g
納豆（100g）	16.5g
牛乳（200㎖）	6.6g

日本食品標準成分表2015年版（七訂）より

6章

うつぬけ「リフレッシュ」の習慣

ちょっときつめの運動を30分ほど行うのは、
1錠の抗うつ剤に匹敵する効果があります。
〝幸せホルモン〟といわれる
セロトニンが分泌されるからです。
さあ、ウォーキングに出かけましょう！

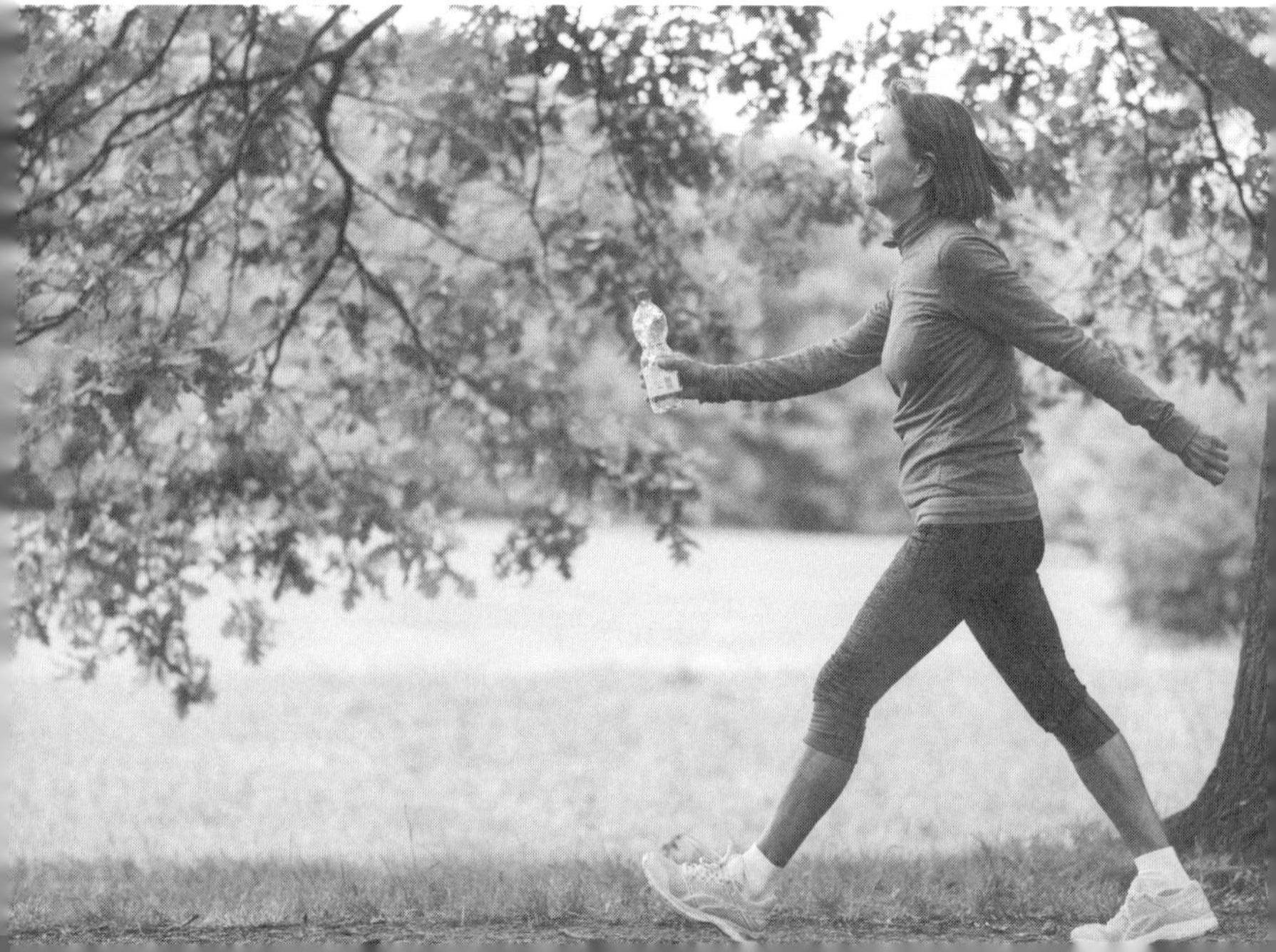

ウォーキングでも十分効果アリ！ 全身を動かすことで、血流も代謝も上がります

コロナでリモートワークが増え、運動不足の人が激増しています。その結果、健康状態が悪くなる人も増えているようですが、皆さんは大丈夫でしょうか？

そもそも、人間も動物ですから、本来は体を動かして生きるようにできています。全身の筋肉を動かすことで、血流が促進され、代謝も上がり、さまざまな機能が活性化されます。運動不足は、脳にも体にも非常に悪いのです。

さらに人間は、体は疲れていないのに脳だけが疲れているとき、もっとも強いストレスを感じることがわかっています。

ですから、一日中デスクワークなどを続けていて気分がうつうつとしてきたら、とにかく運動してください。運動すると、ココロの安定に欠かせないセロトニンが脳内で分泌され、気分がリフレッシュされます。実際、運動がうつ病の改善に効果があることが判明していて、30分ほどのちょっときつめの運動は1錠の抗うつ薬に匹敵するといわれているのです。運動が苦手な人は、早歩きのウォーキングも十分効果があります。さあ、さっそく立ち上がりましょう。

不安や悩みを紙に書き出してください。
１枚の紙に悩みはひとつずつです。
書き出しましたか？
では、その紙を１枚ずつ、思いきり破って、
ゴミ箱に捨ててしまいましょう！

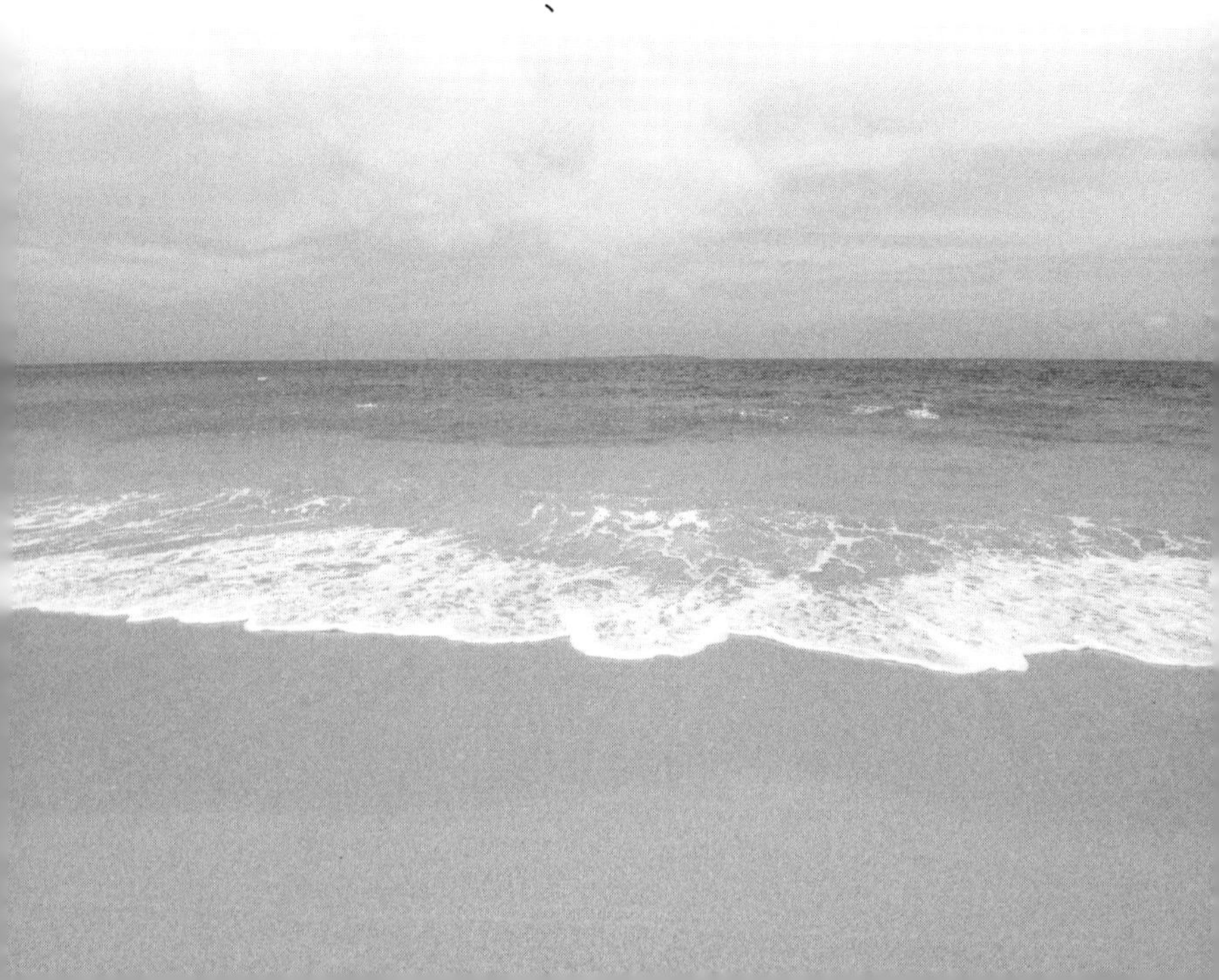

不安や悩みを抱えていると、どうしてもマイナス思考に。そのままでは、頭の中で問題を増幅させてしまいます

誰でも生きていれば、嫌なことや不安なこと、悩みごとに出くわします。注意したいのは、そのときのココロの状態。うつっぽくなっていると、冷静な考え方ができず、考えれば考えるほどマイナス思考に陥ってしまいます。いくら考えても、頭の中で問題を増幅させてしまうだけでしょう。

こういうときは、いったん考えるのを止めて、まず、太いペンと紙を数枚、用意してください。そして、1枚の紙にひとつずつ悩みや不安を書き出してみましょう。1枚にひとつずつというのがポイントです。この作業が、頭の中で問題を整理することにつながるからです。また、勢いよく太い文字で手書きすることは、それだけでもストレス発散につながります。

ひと通り問題を書き終わったら、今度は1枚ずつ思いきり破って、ゴミ箱にポイポイ捨てていってください。ココロがスッキリして、「まあいいや。なんとかなるさ」と思えてくるでしょう。気持ちがリフレッシュしてココロが安定すれば、良い解決策も思い浮かんでくるものです。ぜひ一度、試してみてください。

うつ気味なのは、
〝やる気ホルモン〟が
少なくなっているのかもしれません。
「やりたいことリスト」は、
そんなときの処方箋です。

〝やる気ホルモン〟の分泌を促すために、今、やりたいことを書き出していきましょう

私たちの脳は、想像以上にホルモンの影響を受けています。たとえば、何かを達成できたときやいいことがあったときなどには〝快感のホルモン〟と呼ばれるドーパミンが分泌され、気分が良くなります。もしあなたが、何もやる気が出ないと感じていたら、ドーパミンが不足している可能性があります。

ドーパミンは〝やる気ホルモン〟とも呼ばれ、勉強や仕事の意欲と大いに関係しています。何かを達成し、ドーパミンが出て快感が得られると、またその快感を得ようと、人は意欲がわいてくるのです。

うつっぽくてやる気が出ないときは、今、やりたいことを書き出して、簡単なリストにしてみましょう。ハードルの高い目標ではなく、好きな料理を作るとか、読みたかった本を読みはじめるとか、前から欲しかったアクセサリーを買ってくるとか、本当に今やりたくて、比較的簡単に実現できることがよいでしょう。そして、ひとつでもそれを実際にやってみるのです。目標を達成するたびにドーパミンが分泌され、少しずつやる気が戻ってきます。

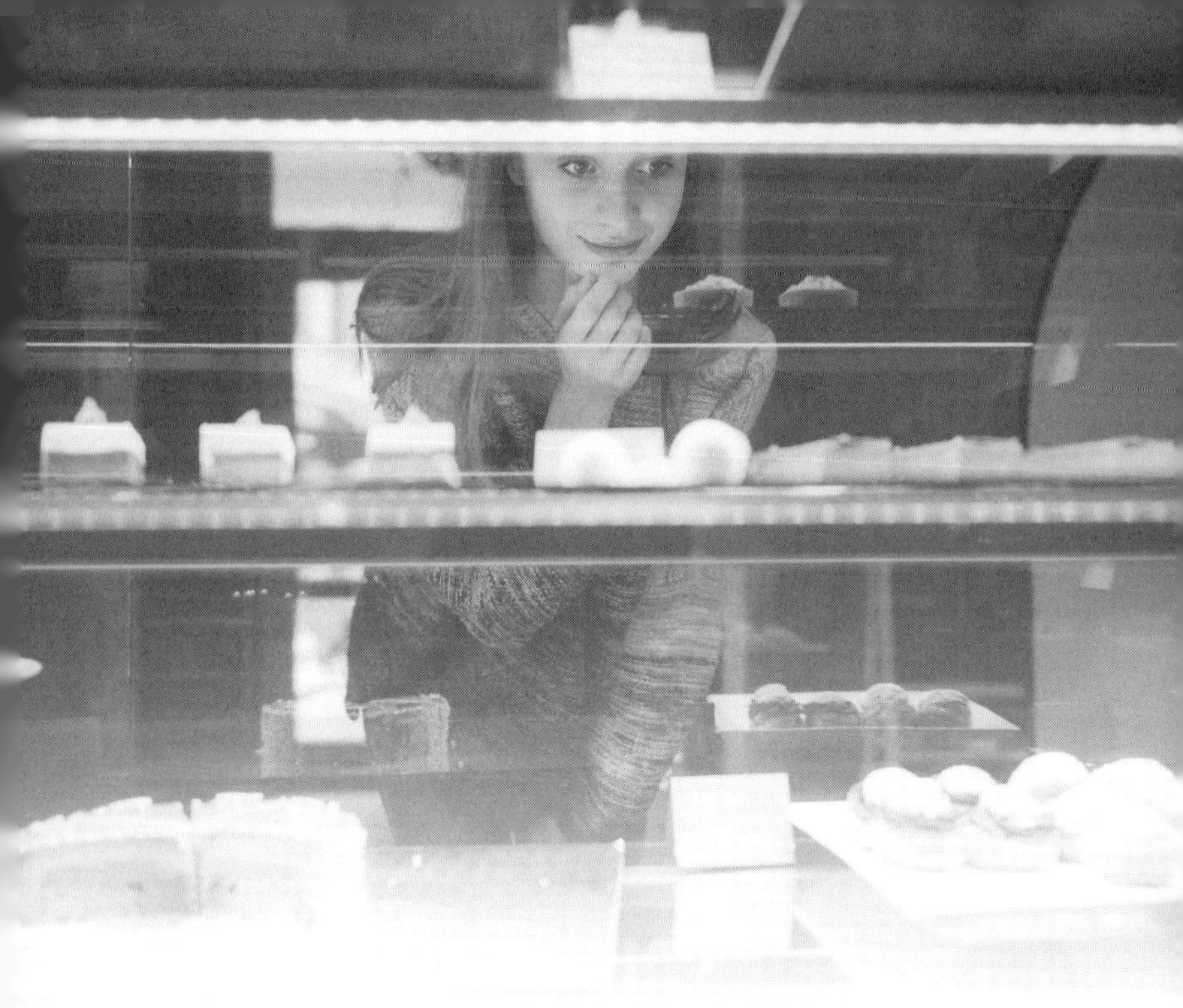

小さなことでもいいのです。
新しいことにチャレンジしましょう。
ネイルの新色を試したり、
帰り道を変えてみたり。
ドーパミンが分泌されて、
なんだかウキウキしてきますよ。

脳内で〝快感ホルモン〟であるドーパミンが分泌されると、人は幸福感が得られるのです

人が明るく元気な精神状態を保つためには、日々、新しいことにチャレンジするとか、行ったことのない場所に行ってみるといった、適度な刺激が必要です。反対に、毎日同じことの繰り返しでまったく刺激がないと、どうしても気分は沈んでいきます。

新しい刺激に出合い、楽しい気分になると、私たちの脳内では〝快感ホルモン〟であるドーパミンが分泌されます。このホルモンが出ると、人は感じていた快感が増幅され、幸福感が得られるのです。

とはいえ、ココロが弱っていると、なかなか新しいチャレンジなんてできないでしょう。そんなときは、無理にハードルを上げず、小さな新しいことにトライしてみましょう。たとえば、ネイルやメイクの色を変えてみる、帰り道を変えてみる、新しいカフェに入ってみるなど、小さなことでかまいません。今までと違う新鮮な刺激にふれるだけで、ドーパミンが分泌されます。続けていると、きっと、気分も表情も明るくなってくるはずです。

1枚のガムが、
ココロを守ってくれることもあります。
噛むことで、副交感神経が優位になります。
ストレスホルモンの分泌が減少します。
そして、その効果はまだまだあるのです。

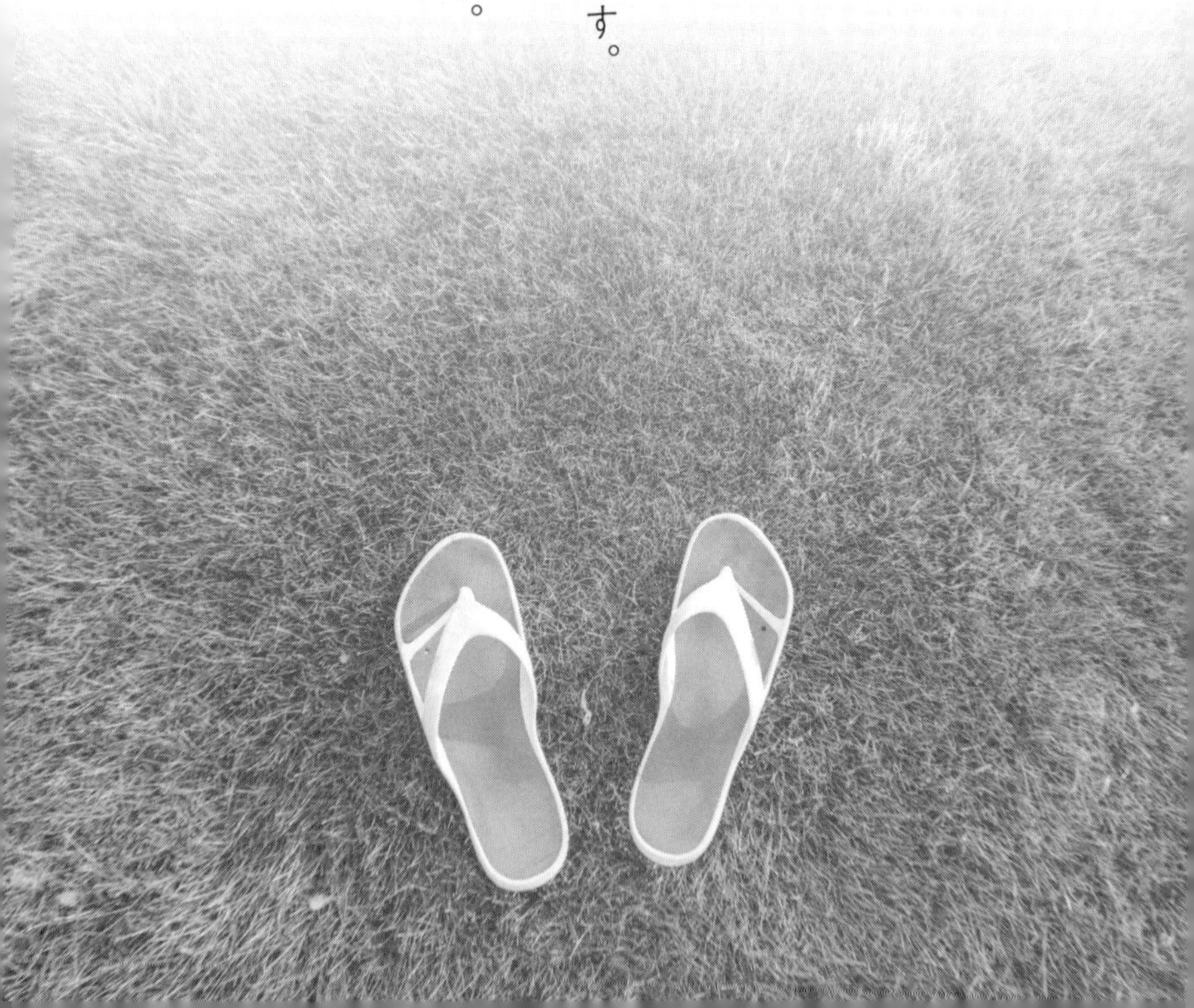

噛む刺激が〝ストレスホルモン〟の分泌を抑えたり、〝幸せホルモン〟の分泌を促したりします

ストレスを感じると、私たちの脳内では〝ストレスホルモン〟と呼ばれるコルチゾールが分泌されます。これは、交感神経の働きを高め、血圧や血糖値を上げて、私たちの脳と体を臨戦態勢にするホルモンです。必要なときに適量出るのが望ましいわけですが、ストレス続きで出っぱなしになってしまうと、交感神経は上がりっぱなしになってしまいます。

そんな緊張状態から自分を解放するとても簡単な方法が、ガムを噛むことです。咀嚼の刺激が恐怖や不安を司る偏桃体に働きかけ、副交感神経を優位にし、コルチゾールの分泌を抑えます。結果的にリラックスモードへ向かうはずです。

また、よく噛むと〝幸せホルモン〟と呼ばれるセロトニンが分泌され、空腹感が抑えられます。満腹中枢を刺激して食べすぎを防ぎ、内臓脂肪を燃焼させるヒスタミンも分泌されるので、ダイエット効果も期待できます。ほかにも、脳を活性化し脳梗塞や認知症を予防するなど、たくさんの健康効果が判明しています。ココロと体の健康のために、もっとガムを活用しましょう。

ココアを飲むとほっとするのは、
気のせいではありません。
ココアには自律神経に働きかける力があります。
落ち込んだり、胸がざわざわするときは、
ゆっくりココアを飲みましょう。

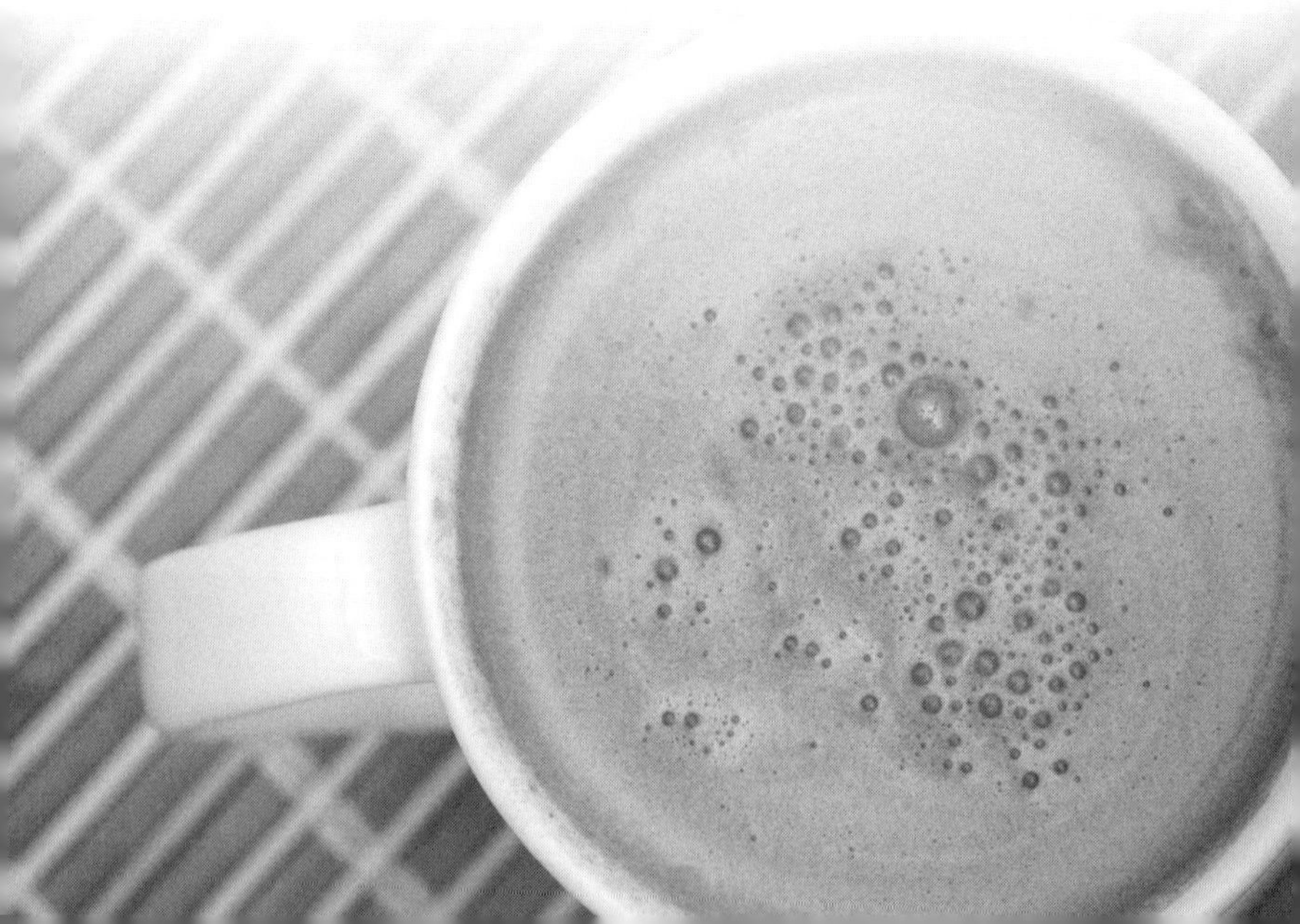

ココアに含まれるテオブロミンという成分に、リラックス効果や自律神経を整える効果があります

ドキドキしたり、イライラしたとき、ホットココアを飲んでみたら、すーっと気持ちが落ち着いてラクになった……そんな経験はありませんか。

実はココアには、セロトニンの分泌を促すテオブロミンが含まれていて、リラックス効果や自律神経調整効果があることがわかっています。

さらに、ココアの主成分であるカカオポリフェノールには、抗酸化作用（体をサビさせてしまう活性酸素の働きを抑制する作用）があり、動脈硬化の予防にも役立ちます。血糖値の上昇を抑制し、血管を広げ血流を促進するという、体にとても良い成分なのです。

ココアは一般的に、粉を砂糖と牛乳で練ってから、温かい牛乳で溶いて飲みます。でも、この飲み方で毎日飲んでしまうと、糖質のとりすぎにつながり、太ってしまう人もいます。ですから私は、純ココアのパウダーだけを温かいお湯で溶かして飲む方法をおすすめしています。甘みはありませんが、香り高く、慣れるとおいしくいただけます。

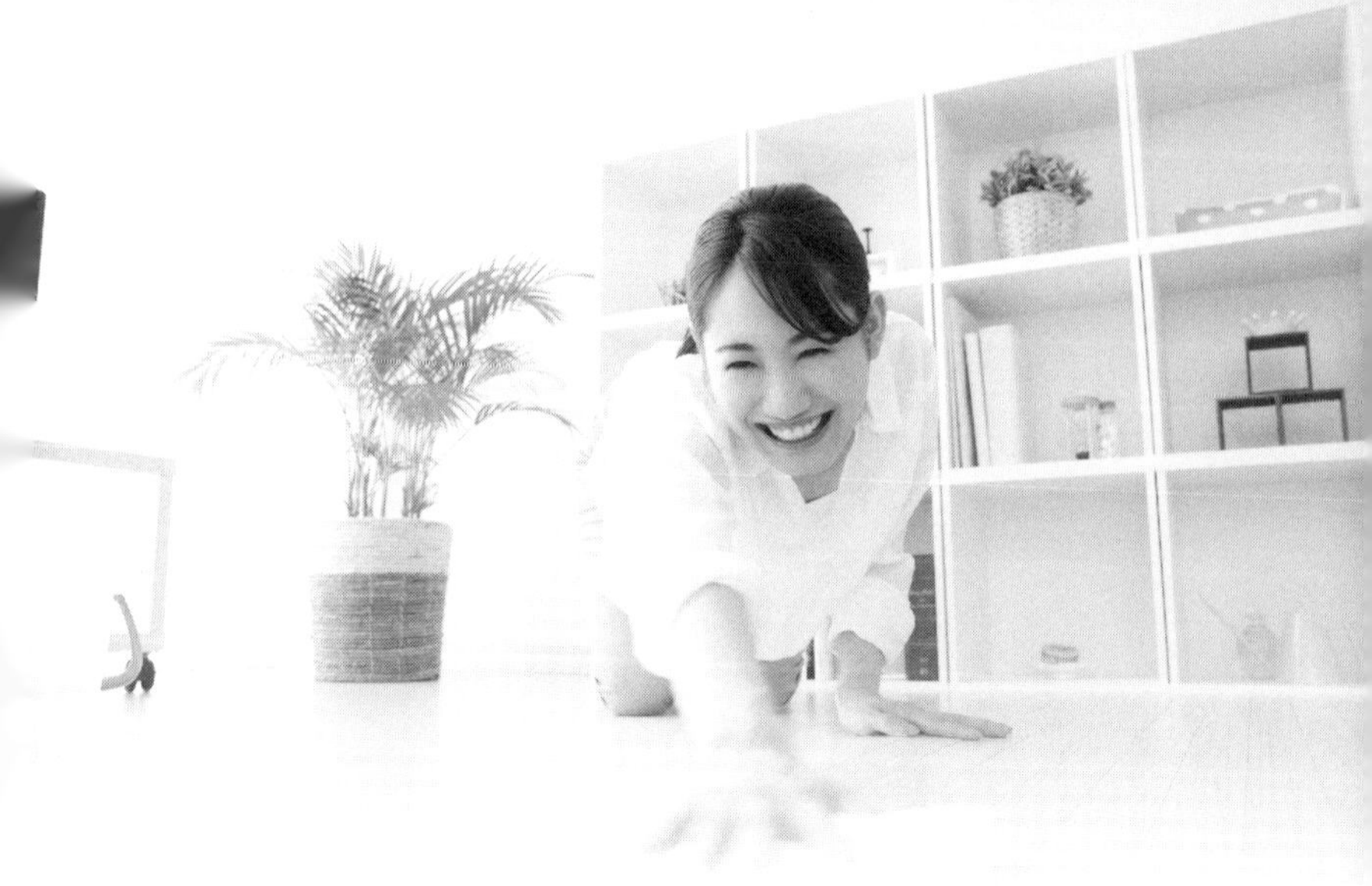

ネガティブな考えに押しつぶされそうなときは、
部屋の掃除や窓拭きをしましょう。
目の前の作業に集中して、
黙々と体を動かせば、
悩みも不安も、断ちきることができます。

思いきって体を動かしたほうが、気分は改善します。運動してもいいですが、拭き掃除もおすすめです

現代人は、頭だけ使うことが増えていて、脳と体のバランスが悪くなっています。これこそが、うつ状態に陥る大きな原因のひとつ。悩みや不安がこみあげてきたら、思いきって体を動かしたほうが、気分は改善します。

そうはいっても、気分が落ち込んでいるときほど、なかなか体を動かす気にはなれないものです。そんなときは、拭き掃除をしてみましょう。部屋の一部、窓、キッチン、トイレ、どこでもかまいません。あまり負担にならない範囲を決めて、ただ掃除に専念するのです。最初は面倒でも、はじめてしまえば少しずつ目の前の作業に気持ちが集中し、無心になれるはずです。

ココロを安定させるセロトニンは、リズムに合わせて単調な動きを繰り返していると分泌されます。ウォーキングやリズム運動はうつ病の改善に効果があることがわかっていますが、拭き掃除も一定のリズムに乗って行えば、効果はあります。達成感も得られ、気分も上がり、部屋もキレイになるのですから、まさにいいことずくめですね。

現実逃避も悪くありません。
絶景の写真集や天体図鑑、
ファンタジー小説なんかをめくって、
その世界に逃げ込みましょう。
現実世界の不安を、空想の世界で
はじき出してしまいましょう。

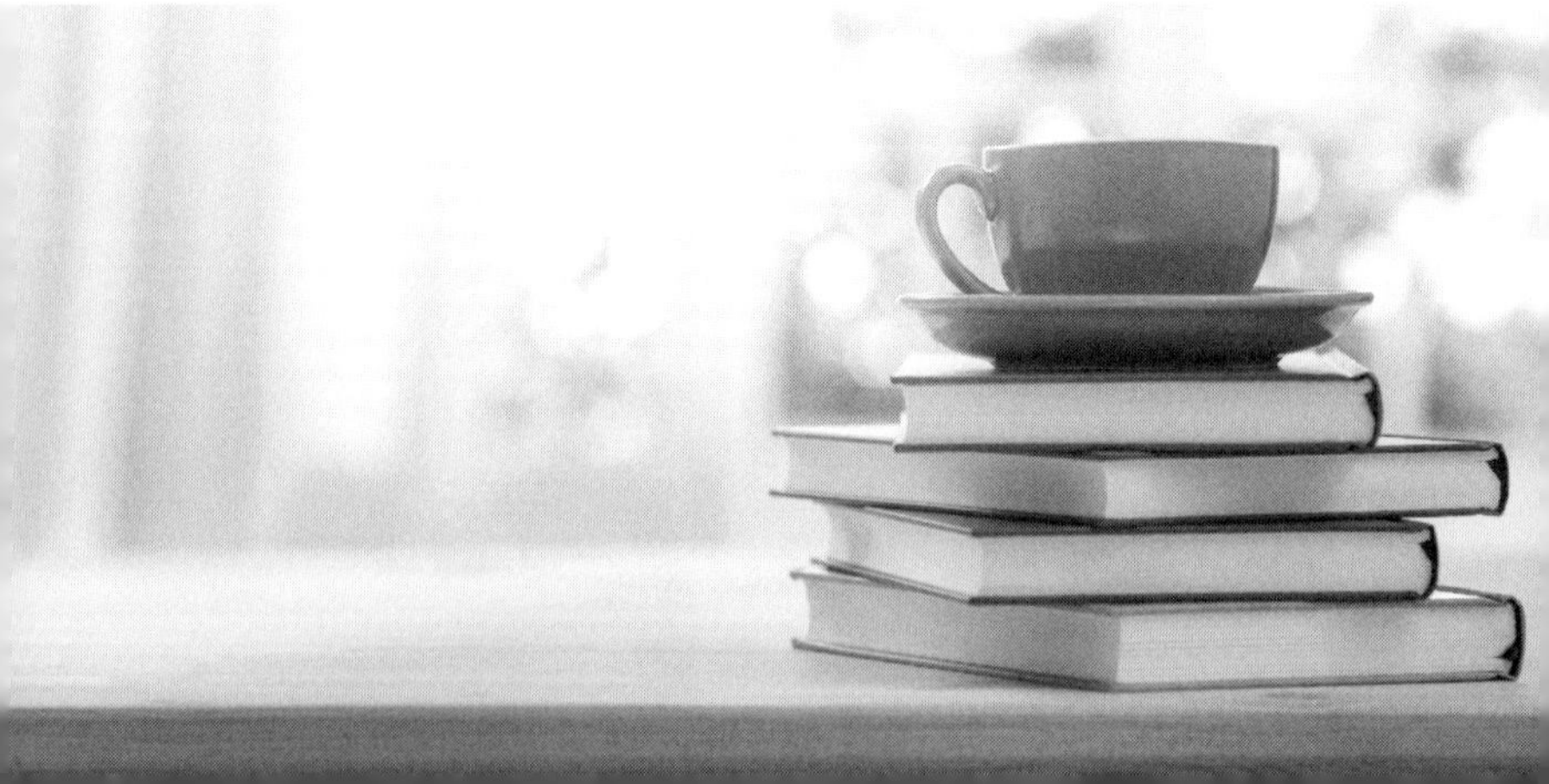

ネガティブ思考を繰り返すより、本や映画の世界観に没入して現実から離れましょう

どうしても不安や嫌な気持ちばかりが浮かんでくるときは、現実世界の悩みにすっぽりとはまり込んで、抜け出せなくなっているのかもしれません。

体を動かしてリフレッシュすることができないなら、せめて絶景の写真集や天体図鑑、ファンタジー小説などに目を通してみましょう。映画やドキュメンタリー映像など、動画でもかまいません。

日常とはまったく次元が異なる、スケールが大きな世界観の中に没入すると、一時的にせよ、目の前の悩みから解放されます。「自分はなんて小さなことで悩んでいたんだろう」と、客観的な視点に立ち返ることもできるでしょう。

うつっぽくなりやすい人は、完璧主義や生真面目な方が多く、「悩みから離れるなんて、ただの現実逃避にすぎないじゃないか」と、ストイックな考え方をしがちです。でも、人は現実逃避したっていいんです。ネガティブな思考を繰り返してうつうつとした気分になっているよりも、ずっと癒しになります。ココロの健康を保つために、ぜひ現実逃避の時間を作ってください。

座りっぱなしは、体だけでなく、
ココロにもよくありません。
血流が悪くなるからです。
〝その場スキップ〟という解決策があります。

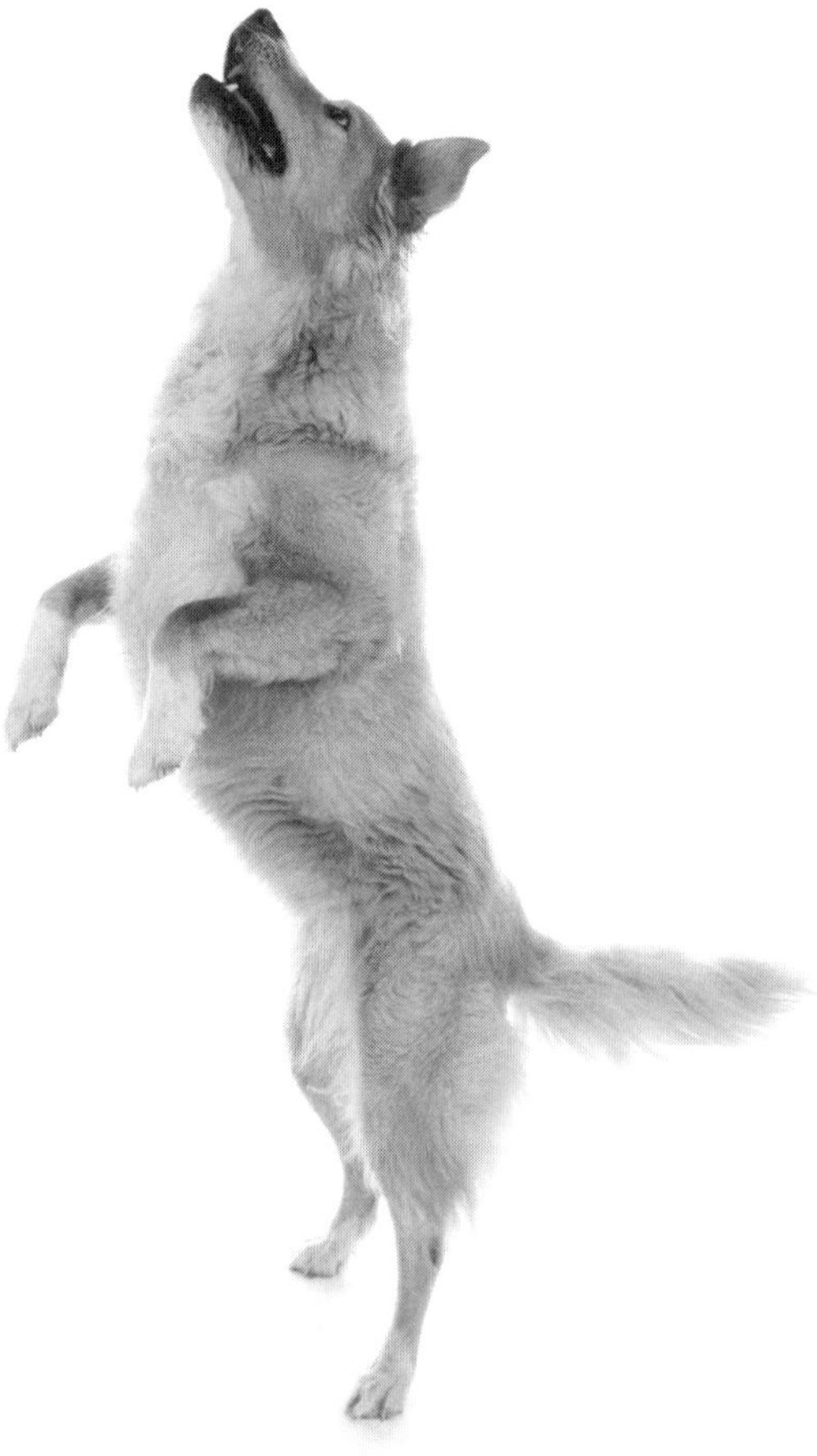

その場で約20秒スキップするだけで、全身の血流が改善されます

コロナの影響もあって、座りっぱなしの時間が長くなっている人が増え、大きな社会問題になりつつあります。人は筋肉を動かすことで血流が促進され、体中の細胞を活性化しています。座りっぱなしでいると全身の血流が悪くなるため、当然、体に良くありません。太りやすくなるのはもちろん、糖尿病、心臓病、脳卒中の原因になりかねません。

実は、近年になって、座りっぱなしは脳にも良くないことがわかってきました。不安になりやすくなったり、うつ病や認知症のリスクが上がるというのです。はっきりしたことはまだわかっていませんが、脳の血流の低下が悪影響を及ぼしていると考えられます。

そこで、誰でも簡単にできる、血流改善策をお教えしましょう。「長い間座ったままだ！」と感じたら、立ち上がってその場で約20秒スキップするのです。たったこれだけで、全身の血流が改善されます。オフィスではやりづらいかもしれませんが、家庭なら簡単。さあ、さっそくやってみましょう！

参考文献

『心と体のもやもやがスーッと消える食事術』工藤孝文（文藝春秋）
『うつに負けない前向きごはん』工藤孝文（方丈社）
『病気にならない最高の食べ方』工藤孝文（さくら舎）
『不調を知らせるカラダサイン図鑑』工藤孝文（ＷＡＶＥ出版）
『疲れない大百科』工藤孝文（ワニブックス）
『かからない大百科』工藤孝文（ワニブックス）
『元デブ医者が教える緑茶コーヒーダイエット』工藤孝文（日本実業出版社）
『はたらくホルモン』工藤孝文（講談社）
『体が整う 水曜日の漢方』工藤孝文・工藤あき（大和書房）
『親子の免疫力アップ生活術』工藤孝文・工藤あき（主婦と生活社）
『Ｄｒ．クロワッサン 免疫力を強くする、疲れない体のつくり方』（マガジンハウス）

本文デザイン／青木佐和子
編集協力／上原章江
写真／小野岳也（48・56・58・64・136ページ）
アドビストック（その他の写真とイラスト）

著者紹介

工藤 孝文

1983年福岡県生まれ。福岡大学医学部卒業後、アイルランド、オーストラリアへ留学。帰国後、大学病院、地域の基幹病院を経て、現在は、福岡県みやま市の工藤内科で地域医療を行っている。

糖尿病・ダイエット治療・漢方治療を専門とし、うつ・心身症・自律神経失調症の治療にも力を注いでいる。

「ガッテン！」(NHK)、「世界一受けたい授業」（日本テレビ）など、テレビ番組への出演多数。日本内科学会・日本糖尿病学会・日本肥満学会・日本抗加齢医学会・日本東洋医学会・日本女性医学学会・日本高血圧学会・小児慢性疾病指定医。

うつぬけ生活《せいかつ》習《しゅう》慣《かん》

2021年8月1日　第1刷

著　　者　工《く》藤《どう》孝《たか》文《ふみ》
発 行 者　小澤源太郎

責任編集　株式会社 プライム涌光
電話　編集部　03(3203)2850

発 行 所　株式会社 青春出版社
東京都新宿区若松町12番1号 〒162-0056
振替番号　00190-7-98602
電話　営業部　03(3207)1916

印　刷　共同印刷　　製　本　大口製本

万一、落丁、乱丁がありました節は、お取りかえします。

ISBN978-4-413-23215-9 C0047